江苏省慢性病
综合防控实践案例精选

主编 陶 然 周金意

东南大学出版社

·南京·

图书在版编目（CIP）数据

江苏省慢性病综合防控优秀案例精选 / 陶然, 周金
意主编. -- 南京 : 东南大学出版社, 2024.4
ISBN 978-7-5766-1064-2

Ⅰ. ①江… Ⅱ. ①陶… ②周… Ⅲ. ①慢性病 – 防治
– 江苏 Ⅳ. ①R4

中国国家版本馆CIP数据核字（2023）第250384号

责任编辑：郭吉　责任校对：韩小亮　封面设计：余武莉　责任印制：周荣虎

江苏省慢性病综合防控实践案例精选
Jiangsu Sheng Manxingbing Zonghe Fangkong Shijian Anli Jingxuan

主　　编：	陶　然　周金意
出版发行：	东南大学出版社
出 版 人：	白云飞
社　　址：	南京四牌楼2号　邮编：210096
网　　址：	http://www.seupress.com
电子邮件：	press@ seupress.com
经　　销：	全国各地新华书店
印　　刷：	江阴金马印刷有限公司
开　　本：	700 mm × 1000 mm　1/16
印　　张：	9.5
字　　数：	190 千字
版　　次：	2024年4月第1版
印　　次：	2024年4月第1次印刷
书　　号：	ISBN 978 – 7 – 5766 – 1064 – 2
定　　价：	77.00 元

本社图书若有印装质量问题，请直接与营销部调换。电话（传真）：025—83791830

编委会

主　编：陶　然　周金意
副主编：徐　斐　南京市疾病预防控制中心
　　　　潘恩春　淮安市疾病预防控制中心
　　　　刘荣海　盐城市疾病预防控制中心
　　　　冯圆圆　江苏省疾病预防控制中心

编　委：洪　忻　南京市疾病预防控制中心
　　　　钱　云　无锡市疾病预防控制中心
　　　　张　盼　徐州市疾病预防控制中心
　　　　李贵英　常州市疾病预防控制中心
　　　　陆　艳　苏州市疾病预防控制中心
　　　　蔡　波　南通市疾病预防控制中心
　　　　董建梅　连云港市疾病预防控制中心
　　　　孙中明　淮安市疾病预防控制中心
　　　　刘付东　盐城市疾病预防控制中心
　　　　解　晔　扬州市疾病预防控制中心
　　　　王宏宇　镇江市疾病预防控制中心
　　　　于　蕾　宿迁市疾病预防控制中心

秘　书：朱方瑜　江苏省疾病预防控制中心

前言
Preface

　　随着社会经济的发展，健康影响因素也发生了重大变化，随之带来了疾病谱的改变，心脑血管疾病、癌症、慢性呼吸系统疾病、糖尿病等慢性病已成为影响我省居民健康的重大公共卫生问题，慢性病防控刻不容缓！

　　2011年全省启动慢性病综合防控示范区建设工作以来，各地党委政府高度重视，始终坚持以人民健康为中心，紧紧围绕经济、文化、历史和地理等区位特色及工作实际，积极探索适合本地区实际情况的慢性病防控模式，有效控制了慢性病疾病负担过快增长，为"健康江苏"建设贡献了力量。我省慢性病综合防控示范区建设工作特色鲜明、成效显著。截至目前，全省共建成95个省级示范区，县（市、区）全覆盖；建成国家级示范区37个（数量位居全国第一），占全省县区总数的38.9%。各地在示范区建设过程中，及时总结行之有效的创新做法，形成案例，在区内外推广交流，为全省慢性病防控工作深入开展提供了先进经验，发挥了示范区引领作用。

　　本书共展示了慢性病综合防控案例28篇，是江苏省疾病预防控制中心慢性非传染病防制所组织有关专家从全省13个设区市选送的53篇案例中遴选而来，内容涵盖了我省慢性病综合防控工作的方方面面，紧扣"健康江苏"主旋律，体现了江苏省各慢性病综合防控示范区工作特色，展现了基层慢性病综合防控工作者们勇于创新、锐意进取、不懈努力的时代风采。

　　慢性病是全球的公共卫生问题，慢性病综合防控工作面临着诸多困难和挑战，是一项长期、艰巨而伟大的事业。我们衷心希望通过这些案例的展示交流，能引领全省慢性病综合防控工作再上新台阶，走向明天的辉煌。

目 录

Contents

慢病自我管理，健康自我守护

一、背景

随着我国人口老龄化、城镇化、工业化进程加快和行为危险因素流行，慢性病发病、患病和死亡人数不断增多，疾病负担日益严重，已经成为中国的头号健康威胁。2019 年，我国因慢性病导致的死亡人数占总死亡人数的 88.5%，其中心脑血管病、癌症、慢性呼吸系统疾病死亡人数的比例为 80.7%，四类重大慢性病导致的过早死亡率为 16.5%。由于慢性病流行的可能性极高，且具有造成严重经济损失的巨大潜能，因此防控工作面临巨大的挑战。

目前，国家基本公共卫生服务项目远不能满足需终身药物和生活方式治疗的社区慢性病患者需求。庞大的慢性病患者和相对紧缺的卫生医疗资源决定了患者自身必须承担疾病的自我管理工作。近年来，慢性病自我管理（chronic disease self-management，CDSM）作为一种新型疾病管理模式，在多个国家慢性病防控中得到了广泛应用。CDSM 理念源自心理行为理论，以社会认知理论和自我效能理论作为理论基础。它以患者为主体，在卫生专业人员的协助下，患者自己承担起主要的预防性和治疗性保健任务，通过掌握慢性病防治必要的技能，提高生活质量，延长健康寿命。

二、慢性病自我管理模式的创建与推广

（一）创建与探索

2014 年 4 月，结合国家级慢性病综合防控示范区的创建，南京市正式启动 CDSM 工作。参考上海复旦大学公共卫生学院借鉴的美国斯坦福大学病人教育研究中心创建模式，进行了以下工作。

1.构建组织体系：南京市疾控中心印发《南京市慢性病患者自我管理工

作实施方案》，依托社区／医疗机构的健康小屋，采取街道（社区）支持，街道（社区）—社区卫生服务中心—疾控中心三方共同参与的实施模式，探索建立"医患合作，患者互助，共同参与，自我管理"群防群控慢性病管理模式，建立运作规范的自我管理小组。

2. **明确职责分工**：①居（村）委会负责招募志愿者和参与者，并提供场地；②社区卫生服务中心负责自我管理小组组长师资培训，并指导小组制定活动计划；③小组长负责带领组员定期开展小组活动；④市疾控负责提供活动教材、区级师资培训和工作督导，区疾控负责区级师资培训和业务指导。

3. **统一活动材料**：市级层面规范小组活动，统一制作支持性材料。①翻印《高血压指导者手册》和《糖尿病指导者手册》；②制作《高血压／糖尿病挂图》；③印制《小组活动记录本》，由组长每次活动后填写；④印制《组员活动记录本》，由组员在每次活动前和活动后填写；⑤录制《引导性想象》《渐进性肌肉放松》等音频和《手部保健十巧手操》《头部／颈肩部／脚踝部运动》等视频。

4. **规范组长培训**：市疾控通过角色扮演、模拟组建、现场演示等形式，分区规范培训组长。经试讲合格方可带领组员开展小组活动。

5. **组建自我管理小组**：以社区为单位，通过发放邀请函、张贴招募海报、电话邀请等多种方式，招募自愿参加自我管理小组活动的社区慢性病患者。每个社区组建 10～15 人（包括组长、副组长各 1 人）1 个小组。社区提供活动场所（20 m^2 左右），配备挂图、黑板（白板）、指导手册、粉笔（水笔）、粉笔擦、姓名牌。

6. **开展小组活动**：由组长、副组长带领，以圆桌方式（特别强调区别于健康教育讲座），通过授课交流、小组讨论、经验分享、现场演示、社区医生解答等形式开展 6 次不同主题的小组活动。每月或每半个月 1 次，每次活动时间 1～1.5 小时。内容包括：①慢性病与自我管理概述；②心理调节；③健康运动；④饮食调节；⑤药物使用和自我监测；⑥并发症处理；⑦养成良好的生活习惯。

（二）完善与推广

1. **逐步完善**：2015 年，对活动内容、活动形式、活动方法提炼优化，充分考虑中国的文化背景和生活习惯，探索创建符合中国国情、具有南京特色的本土化 CDSM。①加大宣传力度：通过宣传折页、易拉宝、海报等，普及患者自我管理的意识与理念。②甄选优秀组长：组长是小组活动的灵魂人物，通过现场模拟教学结合录制的教学视频，扩大培训覆盖面，提升社区医生作为小组长的能力。

③完善指导手册：使文字通俗易懂、言简意赅；每一位组员一册，以便于复习巩固。④加强组员互动环节，提升自我管理效能：每次活动后，每位组员需制定周行动计划；下次活动时汇报行动计划执行情况；针对行动计划部分完成或未完成的组员，分析原因，与其他组员共同商讨如何修改，争取下周完成，以提升自我管理效能。⑤精简活动内容：每次活动时间压缩至 1 小时内，使自我管理工作更具实效性、易操作性。⑥修订评估问卷：查阅国内外相关文献后，确定采用美国斯坦福大学问卷，使评估结果具有可比性、可操作性。主要包括自我管理行为、自我效能、健康状况、卫生服务利用、生命质量量表，以及身体测量和实验室检测。

2. **深入推广**： 2016 年，自我管理工作历经 2 年，组织保障建立、工作流程健全、活动形式规范、实践成效显著，进入深入推进阶段。逐步探索新模式：①在有条件的社区，鼓励培养志愿非专业小组长：充分考虑到非专业小组长也是慢性病患者，同病相怜使小组活动更具凝聚力；病友间的相互督导，有助于树立信心，成功改变行为，达到活动目的。②开展特色糖尿病小组活动：依托国家级"5+1 分阶段糖尿病达标管理"模式（5：控制血压、降低 LDL、维持血糖稳定、远离烟草和在医生建议下服用阿司匹林；1：年度并发症筛查，主要包括检查眼底、尿微量蛋白、足病筛查和心电图），选取 4 个试点区中的 8 个社区，统一配备健康 4S 小屋（健康监测 surveillance、健康服务 service、自我管理 self-management 和信息反馈 survey）、宣传海报、血压仪、血糖仪、膳食宝塔模型三件套（高血压、糖尿病、全人群）、立式转盘 4 件套（BMI 指数、腰臀比、食物营养成分、每日万步）、十全十美健康大礼包等相关支持性工具。③完善定量评估方法的同时，补充定性评估方法，综合评估管理效果：活动结束后，每个小组采取单纯随机抽样法选取 1 ～ 2 例访谈对象，由经过培训的调查员，按照事先拟定的问题清单，以小组讨论形式了解每例对象对 CDSMP 总体、形式和内容的满意度，以及活动受益之处、意见和建议。

3. **广泛覆盖**：2017—2018 年，建立和完善促进全民健康的社会支持系统。①结合健康生活方式指导员自身优势，依托现有活动资源，探索建立活动主题明确的长效自我管理小组（运动组比如弹力带、健骨操、八段锦、健步走，膳食组等）。整合室内活动＋户外活动＋网络平台（微信群、QQ 群），每个小组均印制活动旗帜，并统一活动标语和活动服饰。活动模式可被其他未开展自主管理模式的社区借鉴复制。②采用滚雪球式招募方式，以老带新，充分调动每个老组员的积极性，使其自愿带动身边的慢性病患者自我管理，积极发展 5～6 名新组员，使更多慢性病患者加入自我管理小组队列中。

（三）创新与引领

2019—2020 年，开拓创新，全面实现数据信息化，自主研发自我管理适宜工具。①在全省率先建立"南京市慢性病患者自我管理信息平台"，全面实现自我管理数据信息化。系统功能包括小组信息、活动信息、活动评估、统计分析和活动督导五部分。②为使全市慢性病患者自我管理工作更易推广、患者更易采纳，围绕自我监测、并发症筛查、合理膳食、适量运动、心理平衡、药物使用等方面，制作 PVC 浮雕 3D 立体宣传海报，为全市推广应用打下坚实基础。

三、项目成效显著

（一）参与人数累积增加

截至 2020 年，全市累计组建慢性病患者自我管理小组 1 250 个，其中高血压小组 570 个，糖尿病小组 659 个；覆盖了 15 080 例慢性病患者，其中高血压患者 6 765 例，糖尿病患者 8 123 例。累计持续性活动小组 206 个，其中高血压小组 92 个，糖尿病小组 114 个，覆盖 2 388 名慢性病患者。

（二）评估指标效果明显

慢性病患者参与小组活动后，有以下效果。①加强了自我管理行为：每周伸展／力量锻炼、耐力锻炼时间分别增加了（18.33±46.65）分钟、（43.66±107.47）分钟，与医生交流评分增加了（0.61±0.99）分；②提升了自我效能：症状管理自我效能和疾病共性管理自我效能评分分别增加（0.94±1.74）分、（0.97±1.63）分；③增进了生活质量：生理总评分［（45.61±7.83）VS（47.06±7.10）］和心理总评分［（43.01±7.40）VS（44.67±7.05）］均显著提高；④改善了健康状况：疲劳、疼痛、气短、健康担忧、社会活动／角色受限活动明显得到改善；⑤改善了身体指标：体重、臀围、收缩压、舒张压、空腹血糖、总胆固醇、甘油三酯分别下降（0.25±0.07）kg、（0.79±0.80）cm、（3.20±0.62）mmHg、（1.94±0.92）mmHg、（0.40±1.50）mmol/L、（0.28±0.95）mmol/L、（0.13±0.73）mmol/L。

（三）满意水平稳步提升

慢性病患者对自我管理活动总体满意度为87.9%；对活动形式满意度（认为小组活动可结交朋友、彼此鼓励、互相扶持、经验分享、共同解决问题，有益于疾病管理）为90.0%；对活动内容满意度（认为小组活动学会了自我管理、提升自信心、制定行动计划、肌肉放松、情绪管理、与医生沟通等技巧）为83.3%。

（四）特色自我管理逐步形成

经过不断的探索和完善，逐步形成南京本土化的CDSM。①组长角色转变：从"社区专业医务人员"转变为"志愿非专业人员"；②组员成分广泛：从"社区慢性病患者"转变为"社会活动团体"；③活动形式多样：从"室内活动"转变为"室内活动＋户外活动"；④小组特色鲜明：从"传统小组"转变为"特色小组"（运动／膳食小组）；⑤管理模式新颖：从"常规管理"（3～6个月）转变为"长效管理"（3年）；⑥数据收集更新：从"纸质文档"转变为"信息化平台"。

（五）推广应用能力成果显著

南京本土化CDSM对于开展慢性病患者的社区综合防治活动具有十分重要的意义，已在国家层面、省外和省内多个地区得到了广泛应用。参与编写中国健康教育中心组织的"中国—盖茨基金会农村基本卫生保健项目"《贫困地区重点疾病人群健康自我管理操作指南》《高血压患者自我管理指导手册》（人民卫生出版社）和《糖尿病患者自我管理指导手册》（人民卫生出版社）。江苏省、河南省多个地区已成功将南京模式应用于慢性病社区综合防治工作中。本项目同时也为本市培养了一支经验丰富、素质较高的人才队伍，进一步推动了全市慢性病预防控制工作的开展。

四、思考与展望

（一）揭示经验

CDSM以循证为基础，真正强调"以患者为中心"，激发病人自身潜能，纠正和弥补了以往"以疾病为中心"传统医疗模式的偏差和弊端，可与其互为补充。实践证明，CDSM是一项简单易行、效果明确的基本干预措施，无副作用，能够在大部分人身上产生一定的作用，无需投入太多的人力、物力、财力、时间、高深的技术，符合我国国情，具有较好的成本效益，可覆盖大量慢性病患者，可有效缓解医疗卫生资源短缺和分配不均衡造成的压力。

（二）问题警示

目前，慢性病已成为我国的主要疾病负担、致死与致残首因。CDSM 作为一种新型干预措施，在中国起步较晚，活动内容和形式缺乏科学的理论指导，效果评价缺乏科学设计，居民普遍缺乏自我管理的知识和技能，还远未达到普遍认同和广为流传的阶段。

（三）发展方向

在有条件的社区 CDSM 可逐步纳入慢性病健康管理常规项目。鼓励社区推行志愿非专业人员指导的、能覆盖多种慢性病的 CDSM。在现有慢性病患者自我管理小组（以高血压、糖尿病为主）的基础上，逐步建立社区骨质疏松、慢性阻塞性肺病等其他慢性病自我管理小组。探索互联网自我管理模式（优点是时间、地点不受限），并与现有的社区面对面自我管理模式的效果进行比较，不断完善 CDSM 模式，逐步扩大自我管理人数，提升自我管理水平，推动 CDSM 在南京的全面覆盖。

作者：洪　忻　王琛琛　周　楠

单位：南京市疾病预防控制中心

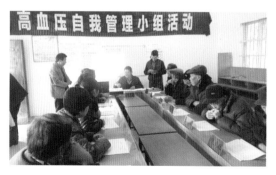

高血压自我管理小组活动

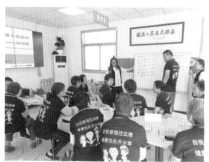

糖尿病自我管理小组活动

少喝含糖饮料，远离甜蜜陷阱

一、背景

含糖饮料指在饮料制作过程中人工添加单糖（葡萄糖、果糖）或双糖（蔗糖、乳糖或麦芽糖），含糖量在5%以上的饮料，包括碳酸饮料、果蔬汁饮料、运动饮料、茶饮料、含乳饮料、植物蛋白饮料和咖啡饮料等。近年来，我国含糖饮料生产量和销售量不断增长，儿童青少年饮用含糖饮料的行为越来越普遍，中国6～17岁儿童青少年每周至少喝1次饮料的比例高达61.9%。

儿童青少年过多摄入含糖饮料会导致一系列健康问题。如含糖饮料中的糖会增加龋齿风险；碳酸饮料中含有磷等矿物质成分，大量饮用会影响钙吸收，导致儿童骨骼发育缓慢、骨密度降低；饮用含糖饮料会直接导致总能量摄入增加，增加儿童青少年肥胖发生风险；儿童青少年大量摄入含糖饮料会导致水、牛奶、新鲜水果和蔬菜的摄入量减少，可能导致微量营养素摄入降低。

儿童青少年时期正是养成良好饮食习惯的关键时期，学校、家庭的正确引导会对其养成良好的饮食习惯起较大作用。2019年，南京市开展《南京市小学生减少含糖饮料干预项目》，通过学校－家庭联合干预，在提高儿童青少年对含糖饮料知识的了解的同时，增加老师、家长角色榜样及学校、家庭环境方面的影响，改善学生对含糖饮料的态度和行为。

二、做法

（一）明确运行机制

2019年，南京市疾控中心制定《南京市小学生减少含糖饮料干预项目实施方案》，详细说明项目目标、项目内容、组织实施、质量控制、时间进度、保障措施等六方面内容，明确建立市、区疾控机构、项目学校密切配合的合作机制，指导和规范项目实施全过程。

（二）明确部门职责

1. 市疾控中心负责统筹项目组织实施，成立市级项目技术指导组；区教育局和区卫健委负责项目学校相关工作组织与协调。

2. 区疾控中心负责联络与信息沟通，建立市、区疾控中心与项目学校联系平台，配合市疾控中心开展现场工作督导。

3. 项目学校成立由分管校长为组长、班主任和保健老师为组员的项目工作实施组，落实各项工作任务。

（三）明确项目对象

2019年，南京市选取江宁区、溧水区作为试点区，每区各选定2所经济、地域、规模、教学条件基本相似的小学作为项目学校，干预和对照小学各1所，即全市共选定4所小学，干预和对照小学各2所。每所学校的所有在校三年级学生为项目人群，最终纳入研究的对象为1633名，基线平均年龄（8.36±0.46）岁，男生875名，女生758名。干预组887名，对照组746名。干预组学生开展为期1年以"少喝含糖饮料，乐享健康生活"为主题的减糖专项活动；对照组除常规健康教育课外，不采取任何干预措施。

（四）明确干预措施

2019年9月至2020年6月，干预学校通过"学校－家庭联合"干预方法开展为期1年的以"少喝含糖饮料，乐享健康生活"为相关内容和主题的干预活动。

1.学校干预

（1）传播健康知识：市疾控中心设计制作以"少喝含糖饮料"为主题的教学课件8个（MP4自动播放格式）。主要内容为：①含糖饮料的定义；②含糖饮料的危害；③正确饮水，少喝含糖饮料；④聪明识别添加糖；⑤添加糖与健康口腔；⑥添加糖与健康体重；⑦添加糖与健康骨骼；⑧添加糖与糖尿病。这8个教学课件结合每月1次的健康教育课播放。结合教学课件内容，制作少喝含糖饮料宣传视频4个，在学校电子屏、家校沟通群定期播放，向在校师生、学生家长共同传播"少喝含糖饮料，促进健康"等相关知识。

（2）营造健康环境：结合每月健康教育课的主题内容，制作配套主题宣传海报8张，张贴在学校的教室、体育馆、操场和食堂等公共场所，每月更换一次；同时要求结合健康教育课主题每月更新班级黑板报，营造少喝含糖饮料的健康氛围。

（3）创建无糖饮料学校：项目学校免费为学生提供白开水，课间餐和午餐不提供含糖饮料。

（4）开展兴趣项目：项目学校每学期开展 1 次以"少喝含糖饮料"为主题的手抄报或者征文活动，评选出优秀作品，颁发证书和小礼品。

2. 家庭干预

（1）传递减糖知识：结合家校活动、家长会、家校沟通群等方式，传播"少喝含糖饮料，保持健康"等相关知识，鼓励家庭学习、参与、探讨。呼吁家长在拒绝给孩子提供含糖饮料的同时，以身作则，少喝含糖饮料，营造家庭减糖氛围。

（2）传递核心信息：学校保健老师通过新媒体（家长 QQ 群和微信群），每月给家长发送与学校健康教育课程内容相关的"减糖"核心信息，让家长了解学生在学校掌握的减糖知识。

（3）小手拉大手：每位学生发放一本由项目组设计、制作的减糖知识绘本《停，你喝太多糖啦！》，让学生带回家与家长一起阅读；同时要求学生每月将健康教育课所看的视频内容回家讲给家长听，让学生的"小手"拉起爸爸妈妈们的"大手"，将"少喝含糖饮料，保持健康"的知识向家庭传递，带动家庭建立良好的"拒绝含糖饮料"的习惯。

（4）学生家长配对合作：每学期要求学生与父母共同完成"少喝含糖饮料，乐享健康生活"为主题的家庭作业，包括手抄报、绘画、作文等。在合作过程中，家长和学生主动收集含糖饮料的相关知识，进一步加深对含糖饮料危害的认识。

三、成效

（一）研发适宜工具

项目组自行设计并制作适合南京小学生人群的减糖干预技术，包括 8 张减糖知识海报、8 个不同主题的减糖知识课件、4 个"少喝含糖饮料，乐享健康生活"主题视频、减糖知识绘本《停，你喝太多糖啦！》，以学生喜闻乐见、易于接受的形式，营造校园、家庭减糖氛围和支持性环境。项目干预工具得到学校和家长的大力支持，项目结束后主动要求留存海报、课件和视频，以便继续宣教。

（二）含糖饮料相关知识知晓率显著提高

干预学校学生含糖饮料知识知晓率显著提高。干预学校学生含糖饮料知识知晓率由干预前 33.9% 提高至干预后 88.6%，高于对照组干预后知晓率 53.6%；其中含乳饮料不能替代牛奶知晓率由干预前 34.4% 提高至干预后 69.1%，高于对照组干预后知晓率 48.0%。

（三）含糖饮料家庭影响因素改善

干预组家庭影响因素显著改善。干预学校学生父母告知含糖饮料危害的比例由干预前 63.5% 提高至干预后 88.8%，显著高于对照组干预后比例 63.9%；家中经常有含糖饮料储备的比例由干预前 24.6% 下降至干预后 10.8%，显著低于对照组干预后比例 22.4%；父母限制喝饮料的比例由干预前 56.6% 上升至干预后 85.2%，显著高于对照组干预后比例 56.8%；父母经常喝饮料的比例也由干预前 31.1% 下降至干预后 6.4%，显著低于对照组干预后比例 27.3%。

（四）含糖饮料饮用频率和饮用量均降低

干预学校学生每周经常喝（≥ 4 次／周）含糖饮料的行为由干预前 42.5% 下降至干预后 31.5%，低于对照组干预后比例 56.2%；基本不喝（＜ 1 次／周）的行为由 20.0% 上升至 33.8%，高于对照组干预后比例 16.0%；干预学校学生含糖饮料饮用频率降低的同时，摄入量也显著降低，碳酸饮料由 172.84 ml 下降至 124.93 ml，含乳饮料由 280.65 ml 下降至 176.26 ml，总含糖饮料饮用量由 1 328.56 ml 下降至 809.06 ml；对照学校学生干预前后含糖饮料饮用量无显著差异。

四、思考与展望

（一）揭示经验

南京市小学生减少含糖饮料干预项目取得较好的效果。学龄期对儿童的身体发育和心理成长至关重要，学校在此阶段承担着灌输健康知识，培养学生健康行为的重要任务，并成为促进儿童健康行为的重要场所；由于模仿和求知是学生的天性，对家长进行宣教，向家长传播少吃添加糖的知识，能让家长在日常生活中以身作则，并严格督促孩子少喝含糖饮料。"学校-家庭联合"减少学生饮用含糖饮料的干预途径，在对学生进行健康宣教的同时，注重对学生家长进行健康教育，形成以学校为主导、家庭为基础，二者合力的模式，以提高儿童健康知识，转变儿童健康态度，促进学生从小少喝含糖饮料，养成正确的饮食习惯。

（二）问题警示

随着社会经济和居民生活水平的提高，居民的膳食正朝着高脂肪、高能量、高糖食物模式发展，现在越来越多的食物中加入了添加糖，儿童青少年普遍喜爱甜食。世界卫生组织和《中国居民膳食指南（2022）》均推荐，每人每天的添加糖摄入量不超过 50 g，最好控制在 25 g 以内。添加糖除了在含糖饮料中存在，还大量存在于含糖糕点、甜品、零食中，因此也应该控制此类高糖食品的摄入。家庭对于学生的零食选择行为具有重要影响，且随着年龄增加，学生独立购买食物的行为也在增加，今后对于学生含糖饮料和高糖零食消费行为的干预措施需要纳入家庭健康教育内容。

（三）未来展望

学校-家庭共同合作的综合干预是一种新型干预方法，更能充分提高儿童青少年的参与度。在今后的项目工作中，南京市将总结项目经验，充分利用项目工作已经建立的机制，扩大与教育等有关部门合作，继续探索适宜儿童青少年的学校-家庭-社区三位一体的减糖防控新技术，建立推动儿童青少年减糖长效机制，制定切实可行的减糖干预政策和措施，并从试点区推进至全市覆盖，逐步将学生减糖干预纳入全市儿童青少年慢性病防控常规工作。相信通过长期的坚持，南京市儿童青少年可以"少喝含糖饮料，远离甜蜜陷阱"。

作者：王琛琛　洪忻　周楠
单位：南京市疾病预防控制中心

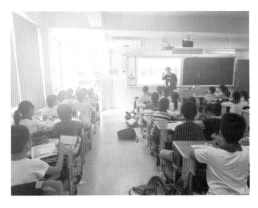

"乐享健康生活"基线调查照片

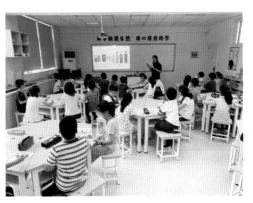

"乐享健康生活"现场干预照片

"三突出"助慢病监测创新，
"三保障"促慢病防控增效

一、背景

无锡市辖 6 个城区及江阴、宜兴 2 个县级市。经济发展较好，是中国民族工业和乡镇工业的摇篮，苏南模式的发祥地；无锡城镇化水平较快，2021 年常住人口 747.95 万人，城镇化率 82.79%；人口老龄化严重，户籍人口 512.35 万，65 岁及以上的老年人占 20.59%。随着人口老龄化、城镇化及经济发展带来的人们生活方式改变，肿瘤、心脑血管疾病、糖尿病等慢性非传染性疾病（以下简称"慢病"）的患病人数不断上升，严重影响着居民生命健康和幸福指数。

如何高效防控慢病？高质量的慢病监测，是科学制订防控规划、精准评估防控效果的基础。无锡市卫生健康委、无锡市疾控中心针对监测中的多部门合作、医防融合等问题，以"三突出""三保障"构建高质量慢病监测体系，为提质增效慢病防控提供了科学证据，也为在全省率先达到国家慢性病综合防控示范区县区覆盖率 100% 奠定了基础。

二、具体做法

1.突出政府主导，为高质量开展慢病监测提供组织保障。2017 年，无锡市委、市政府组织制订《"健康无锡 2030"规划纲要》时，无锡市卫健委、市疾控中心积极参与、认真谋划、充分调研，最终将人均预期寿命、健康期望寿命、重大慢病过早死亡率、常见恶性肿瘤诊断时早期比例四个指标列入主要评估指标，这为在全市构建高质量慢病监测体系，推进卫健与公安、民政、人社等部门合作，促进医防融合等提供了组织保障。无锡市卫健委每年将慢病监测工作列入对县（市）、区卫健委、医疗和疾控机构工作绩效考核内容，定期召开市级医疗机构公共卫生工作会议和全市疾控会议，通报进展和问题。慢病监测工作步入常态化、制度化、规范化轨道。

2. 突出专业创新，为高质量开展慢病监测提供技术保障。2008 年，无锡市疾控中心自主研发了"慢病发病网络报告系统"，率先实行慢病网络直报。系统与医疗机构 HIS 系统、社区居民健康档案慢性病管理系统对接，既提高了报告的准确性，又使新发现的高血压、糖尿病患者及时纳入社区健康管理。无锡全市每 3～5 年开展一次慢病防控社会因素调查、慢病与营养调查，以尿钠测定法评估每日摄盐量；在全省率先开展健康期望寿命调查，完成《无锡市居民健康期望寿命评估报告》，提交政府；为推进癌症防治行动，了解"常见恶性肿瘤诊断时早期比例"，率先于 2017 年在肿瘤登记工作中增加了肿瘤分期指标；开展大数据挖掘利用，2020 年，对城区 20.51 万名老人和 22.39 万名企业退休人员的体检大数据进行分析，完成《无锡市城区 65 岁及以上老年人健康体检评估报告》《无锡市城区企业退休人员健康体检评估报告》，全面了解这两大人群慢性病流行和控制水平，将报告提交政府部门。

3. 突出合作共享，为高质量开展慢病监测提供机制保障。近年来，无锡市卫健委与公安、民政、人社等部门已建立了良好的数据信息共享机制，就人口、死亡、发病等信息实现每年共享，保证统计口径一致。无锡市卫健委和无锡市疾控中心建立了慢病监测数据定期发布制度，每年在肿瘤防治宣传周等主题日开展大型宣传活动，通过主流媒体、新媒体向社会发布监测数据，为人社、民政等部门制定政策、市民防病提供参考。广泛宣传"每个人是自己健康第一责任人""健康无锡，共建共享"理念，在开展大型横断面调查时，街道、村（居）委积极组织发动入户调查，宣传调查的意义，让居民在知情同意的基础上积极地配合调查。

三、成效

1. **慢病监测数据获权威专业机构认可。**无锡市 2017 年报送的 2010—2012 年肿瘤数据被 WHO 国际癌症研究机构（IARC）《五大洲癌症发病率》（XI）收录。无锡市肿瘤登记数据连续 10 年被《中国肿瘤登记年报》收录，收录县区覆盖率 100%。无锡市疾控中心荣获"2017 年度全国肿瘤登记特别贡献奖"、2018—2021 年度"肿瘤登记工作优秀奖""全国死因监测工作先进集体奖"等。在全国肿瘤登记培训等会议上，无锡市疾控中心就慢病监测工作做经验交流报告。

2.慢病监测质量示防控实践丰硕成果。2017 年以来，无锡以问题导向，相继推进人群大肠癌、肺癌、胃癌等重点癌症筛查和早诊早治项目，以及在企退、老人体检中免费增加 12 种肿瘤标志物检测项目等惠民措施，有效遏制了恶性肿瘤的上升势头。与 2010—2017 年相比，2017—2020 年恶性肿瘤粗死亡率平均年增长率从 2.33/10 万降至 0.62/10 万，常见恶性肿瘤诊断时早期诊断比例从 15.79% 增长到 27.38%，恶性肿瘤过早死亡率从 6.65% 下降到 5.95%，恶性肿瘤标化死亡率从 102.42/10 万下降到 94.20/10 万。

3.慢病监测数据为政府决策提供参考。无锡市政府基于慢病监测数据现况，重点实施慢病防控行动、蓝天行动、清水行动、基本公共服务提升行动、无烟城市行动、全民健康生活方式行动、市民健康素养促进行动等 7 大专项行动，配套相关政策。改善生态环境，普及健康生活方式，降低环境危险因素，推进重大慢病早期筛查和管理，完善医疗保障政策，推动医养融合，将守卫健康、防控慢病纳入城市治理各个环节，提升居民健康水平。2011—2021 年，无锡市人均预期寿命从 81.29 岁增长到 83.42 岁，重大慢病早死率从 11.38% 降低到 8.50%。

四、问题与思考

高质量的慢病监测，是高效防控慢病的基础。随着科学技术快速发展，各种信息手段日臻完善，如何充分利用现代化手段进行慢病监测，提高工作效率，是我们思考和努力的方向。一方面，要加强健康体检信息系统标准化，加强健康体检数据利用，评估不同人群的主要慢病及危险因素流行状况，为政府制订精准化干预措施提供科学依据。另一方面，要打破信息壁垒，加强居民健康档案、诊疗数据、体检数据、筛查和干预数据、发病和死亡数据等多系统、多渠道数据间的互联互通，为构建全周期、全链条的健康管理体系奠定基础。

作者：钱　云
单位：无锡市疾病预防控制中心

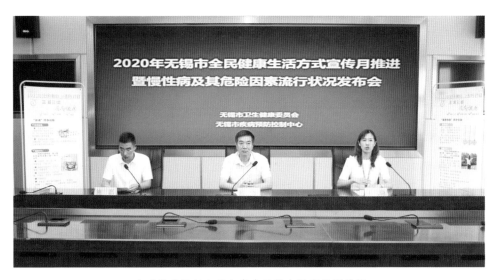

市卫健委组织向社会发布无锡市慢病监测数据

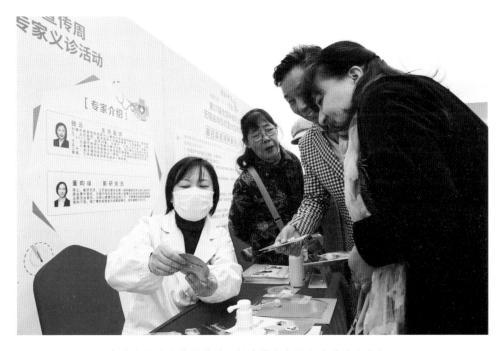

在肿瘤防治宣传周针对无锡癌情向市民宣传科学防癌知识

社区中体现"减盐控油"魅力

一、背景

　　高盐饮食不仅是高血压的危险因素，与心脏疾病、肾脏疾病等的发生也有一定的关系；而高油膳食是导致血脂异常的原因之一。2018年，江苏省无锡市滨湖区美湖社区和隐秀苑社区的基线调查结果显示：两个社区的人均每日食盐摄入量为7.82 g（美湖社区7.78 g，隐秀苑社区7.89 g），人均每日食用油摄入量为32.91 g（美湖社区34.16 g，隐秀苑社区31.50 g），均高于国家推荐标准。因此，开展社区"减盐减油"专项干预行动具有重要的社会意义和价值。

　　美湖社区是滨湖区省级健康社区，但社区针对老年人、高危人群等重点人群的可持续、高效的减盐控油干预手段较少，仅限于开展知识讲座、广场宣传、橱窗宣传等普通干预手段，宣传效果有限。通过在健康社区开展"减盐控油"专项人群健康干预，建立完善的减盐控油支持性环境，探索社区干预实施路径，观察评估干预效果，倡导居民形成减盐控油的健康饮食习惯，有效降低社区居民人均每日食盐和食用油摄入量，遏制高血压、糖尿病及其相关疾病患病率不断上升的趋势。

二、具体做法

（一）个体化精准干预与一般干预并行

　　2018—2021年在美湖社区开展"减盐控油"专项人群健康干预（个体化精准干预与一般干预并行），在隐秀苑社区开展知识讲座、广场宣传、橱窗宣传等普通干预。将美湖社区调查对象中人均每日食盐与食用油摄入量超标的家庭户作为主要干预对象，以"健康美厨"创建为抓手，开展一系列精准干预活动，具体包括如下几项。

1. **团队入户开展个体化干预。**利用社区网格化管理资源，考核项目志愿者，经培训后，划片进入社区，入户包干家庭，发放干预物品、指导油盐记录小程序的使用、宣传减盐控油知识、推广减盐控油技能，针对家庭情况进行减盐控油、烹饪技能干预。

2. **开展小学生减盐控油知识教育。**对辖区蠡湖中心小学高年级学生开设营养与健康课程，开展"小手拉大手，全家减油盐"活动，进行低盐少油知识宣传，发放健康教育材料，以便学生回家向家长传递低盐少油与慢性病防控知识，辅助落实减盐控油措施。

3. **开展家庭主厨厨艺培训及健康美厨健康菜竞赛等活动。**邀请营养专家，面向家庭主厨开展健康膳食与低盐少油等烹饪技巧的培训，发放并指导正确使用定量盐勺、限盐罐等控盐支持性工具。结合社区定期开展的居民共融活动，因地制宜开展"健康烹饪能手""健康美厨"等有奖评选活动。

4. **与健康管理公司合作。**针对精准干预对象开发微信小程序，每天打卡油、盐用量；建立一个微信群，定期发布健康饮食信息，接受营养咨询交流；发放一本科学膳食宣传册，重点宣传《中国居民营养膳食指南（2016版）》，还包括健康食谱、主要饭菜品种营养成分及食用建议；制作食谱微视频，并将微视频嵌入美湖社区的微信公众号中，方便居民随时观看。

在精准干预的同时，对美湖社区所有居民开展一般干预活动，包括开展健康主题宣传活动，设立健康教育宣传栏，发放减盐控油相关宣传材料，通过报刊、美湖社区微信公众号等传播媒介宣传普及"低盐少油膳食与慢性病防治"等知识。

（二）重视干预效果评估，保障干预科学性

效果评估的结论是项目干预的重要依据。科学的干预效果评估贯穿项目工作全程，保证了项目的顺利实施和干预的科学性。项目开始之初，对实施方案进行全面、细致的讨论与评估，商讨完善；基线调查期间，为保障调查流程合理、调查质量过关，邀请相关专家实地调研并给出指导意见；干预期间开展中期评估，根据评价结果调整干预方案；干预结束后，再在两个社区开展效果评估调查，完成终期效果评估。

三、成效

（一）居民健康指标得到改善

经过三年专项干预，美湖社区的居民食盐、烹饪油摄入量水平显著降低，人均每日食盐摄入由 7.78 g 降至 6.69 g，人均每日烹饪油摄入量水平由 34.16 g 降至 24.15 g。

（二）居民健康知识水平显著提高

多渠道积极开展慢性病全民健康教育，提高居民重点慢性病核心知识知晓率。美湖社区经过三年的专项干预，"减盐"知晓率由 17.53% 提高到 36.51%，"控油"知晓率由 8.06% 提高到 21.94%。

（三）提升社区慢性病健康管理内涵

深度融合健康社区的创建，在政策、支持性环境等硬件基础上，通过"减盐控油"干预项目，改善社区居民的饮食习惯，从而起到防控高血压、糖尿病等相关慢性病的作用，提升慢性病综合防控示范区下的健康社区慢性病的管理内涵和效果。

（四）推广延伸"社区—志愿者—患者一体化管理"的适宜技术

针对居民中在管的高血压和糖尿病患者，招募慢性病志愿者进入社区、家庭，宣传指导减盐控油知识与技能，通过分级传播、以点带面、逐渐扩散的方式，宣传减盐控油知识，从而对重点人群开展重点干预。

四、思考

（一）可借鉴的经验

1. **良好的环境支撑**：干预社区选择了健康社区。美湖社区自身有网络化的便民服务、成熟的志愿者管理团队、医养结合的智慧化养老模式等，是干预顺利开展的重要前提。

2. **打造多元化干预团队**：成立由营养师、慢性病管理专家、体育指导员、全民健康生活方式指导员、健康志愿者组成的多元化干预团队，根据居民不同的需求，定期入户干预。在干预对象中招募健康志愿者，培训相关知识，以"一带十"的模式开展入户干预，做到健康知识推广有抓手。积极发挥社区团体与群众组织在慢性病防控中的作用，引进社会力量，通过购买服务的方式，使营养师、体育指导员参与社区慢性病防控工作，探索慢性病健康管理服务创新模式。

3. 推广个体化、持续性干预：在普通减盐控油宣传的基础上开展针对性更强、更个体化的宣传教育和干预，可以有效提高社区居民的减盐控油知晓率水平。根据知信行理论，良好的知识可以产生正确的信念，并进一步促进形成有利于健康的行为。减盐控油知识的提高有助于改变居民对"减盐控油"的态度，促进主动采取"减盐控油"的行为。居民真正将减盐知识融入烹饪和饮食行为中，还需要一个长期的连续的过程，只有个体化、持续性的干预，才能使居民养成稳定、持续的健康饮食习惯。

（二）存在的问题

1. 缺乏政府可持续的政策、经费支持：无有效的激励机制，未形成全民"减盐控油"的社会氛围，干预过程中存在干预对象不理解、不配合的现象。

2. 未充分整合健康社区的特色资源：社区居家养老服务系统、"互联网＋"智慧养老平台、健康小屋等有利资源在本次干预中未得到充分利用。

3. 采用的个体化干预模式较单一：入户干预虽针对性强，但覆盖面小，且易受人员、疫情形势等影响，不能保证干预的持续性。

（三）可持续发展的建议

1. 政府牵头，结合居民的饮食和生活习惯，因地制宜地制定有效政策，提供经费保障，建立多层次、多样式的激励制度，鼓励全社会共同参与，形成低盐少油的社会氛围。结合各类创建，如慢性病综合防控示范区创建、健康促进县区创建等，通过多种媒介方式，在全社会持之以恒地开展减盐控油知识的相关宣传，倡导少油少盐的生活方式。

2. 整合健康社区资源，探索对接社区的"和谐—健康—养老"服务模式，利用社区卫生服务站、"健康小屋"等现有的网格化管理体系，对居民分片区进行干预和监测。利用社区居家养老服务系统、"互联网＋"智慧养老平台进行特殊人群的干预，争取将"减盐控油"的健康元素融入现有特色资源。

3. 探索多种个性化干预模式。在医疗机构中开展综合性干预，开设健康门诊，营造减盐控油的生活习惯，倡导医务人员减盐控油，加强减盐控油宣传，向病人讲解减盐控油的有益之处。完善健康服务体系，提高慢性病饮食健康服务的可及性，提供饮食看护服务，协助居民有效控制摄入的油盐量；推广饮食健康服务热线，提供直接便捷的营养摄入规范。在中小学推广开设营养与健康课程，将"减盐控油"健康饮食的理念从娃娃抓起，从小培养健康饮食习惯，带动全家一起减盐控油，吃出健康。

作者：周　佳
单位：无锡市滨湖区疾病预防控制中心

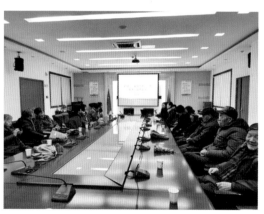 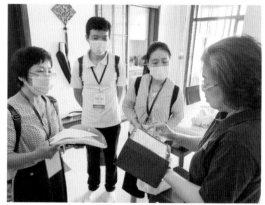

滨湖区"减盐控油"干预居民小组长会议　　　　美湖社区团队入户开展个体化干预，针对家庭情况进行减盐控油烹饪技能干预

"两翼一体"慢病管理新模式

梁溪区紧紧围绕"健康梁溪"建设，在区委区政府的领导下，始终以党建为引领，以促进党建工作为出发点和落脚点，以提高人民健康水平为核心，扎实推进"党建领航、班子引领、干部走在前列"工作机制，积极开拓模式创新、管理创新、技术创新。全面构建"三位一体"的慢性病防制网络，实施基层慢病分级诊疗等试点工作，启动慢性病"社区志愿者-患者"一体化管理模式。通过多年不断的探索与实践，在基层党委政治核心和领导核心作用、党支部的战斗堡垒作用和党员的先锋模范作用下，已逐步建立符合我区实际的慢性病管理"梁溪模式"，形成了"强中段延伸两头"的慢病全程管理新模式。

一、背景

近年来，我区探索规范的慢性病管理模式，"三专一包"（专人、专室、专家，分片包干）、"两翼一体"（即以"基层首诊、双向转诊、急慢分治"管理模式为主体，以建立"更新档案、规范管理、诊疗咨询"的一体化服务内容和"挂号、诊疗、随访、结算、配药、健教"的一站式服务流程为"两翼"，规范"基层首诊、双向转诊、急慢分治"的科学就医秩序）等模式相继出台，加快推进慢性病管理信息化水平。全面升级慢病工作室，积极打造"健康管理中心"，以信息化、智能化的技术手段和设备为患者提供多样化、个性化的指导，拓展慢病管理模式广度和深度。通过"强中段延伸两头"，奏响"前""中""后"三部曲，不断深化慢病管理内涵，夯实基础、提升能力。

二、具体做法

（一）创新示范理念，构建管理机制

为保证慢病工作室工作的顺利开展，梁溪区卫健委党委高度重视，积极响应习近平总书记"共同构建人类卫生健康共同体"理念，切实跟随时代潮流，保持思想常新，行动跟上，先后通过、印发了一系列文件，推进"基层首诊、双向转诊、上下联动、急慢分治、防管一体"新模式；完善医院、疾控机构、基层医疗机构"三位一体"的慢性病防治新网络；探索融合"前期干预、分类管理、自我管理、并发症监测"等新技术。

（二）优化管治流程，构建便捷环境

慢病工作室配备全科医生 2 名、护士 1 名、公卫医师 1 名、志愿者 4 名（志愿者主要来自社区基层党组织，以及慢病患者中的党员志愿者）。建立党员先锋岗，促进党员干部服务群众、服务党建的自觉性，发挥党员先锋模范带头作用，向慢性病患者提供"绿色通道"和优质的服务。专有的挂号和结算窗口缩短了患者就诊时间；专有的诊室实现了"专家、专人、专室"的一站式服务；专业的团队为慢性病患者提供诊疗、转诊、随访管理、健康干预等一体化管理。

（三）推广适宜技术，构建立体防控体系

1. **前期"未病"干预**。提前干预切入点，开展高危人群管理，降低高血压、糖尿病发病率。工作室通过日常诊疗、健康档案建立、单位职工和社区居民定期健康体检、大型人群调查项目、自助检测点等途径发现高危人群，建立慢性病高危人群管理卡，组建自我管理小组，发展依从性好的人群特别是党员志愿者成为健康指导员，组织开展健康宣教，定期免费测量血压、血糖，定期健康干预指导，提出个体化调整方案，延缓或降低发展为患者的时间或可能，实现高危目标控制。

2. **分类"精细"管理**。对慢性病患者人群开展"523"分层分类管理和"32"分级分类管理。"523"分层分类管理：纳入管理的患者中有 50% 的患者主动前往慢病工作室诊疗随访，规范进行"对症下药"；20% 的患者由工作室上门开展面对面随访管理，指导开展"高危管理"；30% 的患者由于工作时间无法或者不愿前往工作室接受规范化管理，工作室通过电话随访和党员志愿者开展健康教育结合的方式开展"追踪指导"。"32"分级分类管理："3"即高血压患者按危险因素分层，量化评估预后，开展一二三级分级管理；"2"即糖尿病患者按血

糖水平和并发症发生情况开展评估，进行常规管理和强化管理。

3. 自我"同伴"管理。通过成立自我管理小组，使慢性病患者掌握自我管理技能，提高慢性病管理效率。此外组建慢性病管理党员志愿者队伍，参与自我管理小组的组建，定期组织小组成员开展同伴教育活动，同时协助工作室开展入户的随访工作。

4. 并发症"精准"输出。建立高血压、糖尿病患者并发症预警机制，工作室医务人员通过专业培训和学习深造具备高血压、糖尿病患者并发症的鉴别诊断能力，加强对慢病患者并发症的识别、筛查、诊治。开展健康宣教和个性化指导，使患者本人能有效识别并发症前兆，及时进行有效控制和治疗，降低并发症发生率或发生程度。通过辖区医联体和合作医疗机构，开展糖尿病病人眼底筛查干预和糖尿病足高危人群干预等，实现糖尿病两大并发症"早筛早治"。进一步深化医防融合、防治结合，以慢性病诊疗为基础，做好慢性病并发症人群健康干预，提高及时救治率，提升患者生命质量。

三、成效

（一）管理依从性进一步增加

目前，在各级党组织的关心和领导下，夯实了基础、补足了"精神钙"，工作室提供的"一体化管理、一站式服务"吸引了更多的患者定期自行前往社区卫生服务中心就诊，便捷的服务流程和优质的服务质量得到了老百姓的普遍认可。满意度调查显示：患者对慢性病工作室服务流程、服务内容、服务态度和时间安排的总体满意度高达 98.86%。

（二）能力建设进一步提升

工作室医务人员积极钻研慢性病诊疗管理技术，带动工作室团队建设，带动影像、外科、眼科等相关科室的学科建设。开展糖尿病足高危人群干预和糖尿病病人眼底筛查干预等，实现糖尿病两大并发症"早筛早治"，提升了服务能力，进而增强了居民信任度，促进社区卫生服务中心业务进一步"实心化"。糖尿病足高危人群干预管理 400 余人；糖尿病病人眼底筛查累计筛查 561 人次。

（三）管理效能进一步加强

2021 年底，全区已纳入管理的高血压患者约为 8.6 万人，规范管理率达到 75.60%，控制率达到 63.88%；已纳入管理的糖尿病患者约为 2.8 万人，规范管理率达到 75.85%，控制率达到 62.73%。慢病高危人群累计登记 35 370 人，管理 10 775 人。

四、思考

（一）进一步完善信息化建设

实施"智慧健康"建设，全面实现互联互通，工作室将全面推广医疗健康物联网项目。通过居家生命体征监测设备，慢性病患者可方便地进行自主健康管理，健康管理中心可及时提供健康干预服务。

（二）进一步延伸服务周期

进一步深化医防融合、防治结合，以慢性病诊疗为基础，做好慢性病高危人群和并发症筛查，实现"前期干预""中期管理""后期预警"。广泛听取意见，认真检视反思，"找差距、补短板、促提升"，完善和延伸服务周期，为病患提供慢性病及并发症预防、诊疗、康复保健为一体、全周期、全方位服务。

作者：沈晓文　杨菲飞　陈　鑫

单位：无锡市梁溪区疾病预防控制中心

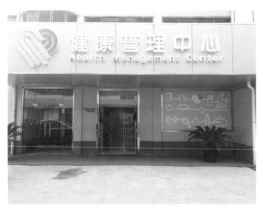
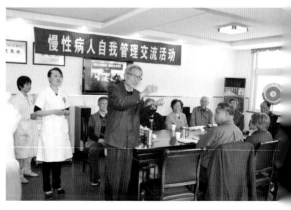

"两翼一体"慢病管理新模式，健康管理中心　　　"两翼一体"慢病管理新模式，自我管理交流

探索志愿者参与模式，助推社区慢性病管理

一、背景

滨湖区地处江苏省无锡市西南部，常住人口 50.38 万。根据 2015 年社区诊断报告，滨湖区慢性病的患病率、死亡率均呈逐年上升趋势。2015 年，18 岁及以上成年人高血压、糖尿病患病率分别为 21.69% 和 5.00%，慢性病死亡人数占总死亡人数的 80.34%；基层慢性病管理工作人员严重不足，医务人员人均管理患者 450 人，慢性病专管医生人均管理 640 人，慢性病管理的任务相当重；慢性病规范管理率低，高血压、糖尿病规范管理率低于 50%。

基于上述问题，自 2018 年起，滨湖区积极探索实施"以社区卫生服务机构为支撑，以健康志愿者为核心，慢性病患者积极参与"的慢性病干预方式，借助志愿者的公益资源和社会力量，鼓励社会对慢性病关注及参与，提升慢性病防控工作内涵。通过寻找优秀的志愿者资源，鼓励和引导民间爱心力量参与慢性病防控工作，借助社会力量推动慢性病管理工作。

二、具体做法

（一）体卫融合，招募健康志愿者

选择具有人群影响力的志愿者是首要任务。通过分级传播、以点带面、逐渐扩散的方式，由熟练掌握相关知识的志愿者将知识、技能积极传播给慢病人群，是模式得以成功推广的技术关键。

广场健身舞运动协会的会员热心健康志愿公益服务，部分成员持有国家级社会体育指导员证书，会定期在居民中开展广场舞公益培训，在社区中有广泛的群众基础，有利于志愿活动中进行健康生活方式的传播。而且他们自身在运动管理方面有较强的优势，可以身体力行，充分发挥特长，带领慢病患者开展健康有益

的运动。为此，区卫健委、区文体局和无锡市广场舞协会多部门配合，在无锡市广场舞协会的会员中广泛动员发动，2018年共招募了50名"健康志愿者"，在辖区社区卫生服务中心慢性病管理专业人员的指导和带领下，参与到社区慢性病患者管理工作中来。

（二）强化培训，提升志愿者技能

区疾控中心负责组建由区级慢性病临床内科专家及市级慢性病管理专家组成的专家组，开展志愿者知识技能的培训和指导。

培训包括三部分内容：一是邀请专家进行理论培训。内容包括志愿者的义务与职责、全民健康生活方式、高血压和糖尿病基本知识和自我管理技能、血压计和血糖仪的使用、科学用药知识和医保政策等。培训结束后，进行考核评估，合格者颁发市级健康志愿者荣誉证书。二是组织实习带教和实地指导。由社区医生对考核合格的志愿者就如何开展志愿者活动进行实习带教，带教时间为1个月。志愿者熟练掌握相关的技巧后，由社区医生对志愿者进行实地指导，指导时间不少于2个工作日。三是开展定期工作交流。每季度组织志愿者，以讲座、交流等方式对项目开展过程中的经验和困难进行沟通、商榷。

（三）明确任务，推动志愿活动开展

提出志愿者四大工作任务，开展不同形式的志愿活动，传播健康知识和理念。

1. 协助社区医生组建和开展慢病自我管理小组，担任组长，并取得组员的信赖，帮助和指导组员建立健康的生活理念和生活方式，控制慢性病进展。

2. 以主动上门或定期通知慢性病患者到社区卫生服务中心随访的方式，与固定的服务对象进行交流沟通，开展健康生活方式指导，提高病人自我管理能力和积极性，帮助病人通过饮食、运动等非药物治疗更好地控制血压、血糖。

3. 参与社区医生组织的慢性病主题宣传活动和健康讲座，帮助社区医生开展现场测量血压、血糖活动，发放和讲解健康知识宣传折页。

4. 积极发挥健身舞特长，身体力行，每日一练，引领病人参与健康体育锻炼，在锻炼过程中宣传正确的慢性病防控知识、理念与技能，营造健康生活理念的良好氛围。

（四）细化指标，评估工作开展实效

区疾控中心每季度对志愿者工作开展情况进行评估，根据志愿者的业绩、慢性病患者的满意度和管理效果，对工作优秀、表现突出的志愿者予以表彰激励。

评估指标细化为三项内容：一是接受"三二一"学习，即每位志愿者接受理论培训不少于 3 天，实地指导不少于 2 天，接受实习带教不少于 1 个月。二是完成"五五十"任务，即每个志愿者协助管理至少 5 个高血压患者和 5 个糖尿病患者，包括组织患者成立自我管理小组，每年开展至少 10 次自我管理小组活动，活动后与患者进行电话或上门交流，协助社区卫生服务中心开展日常的健康生活方式指导，并留有活动记录、志愿者交流记录等。三是志愿者工作的社区，高血压、糖尿病患者的血压／血糖知晓率、群众满意度 90% 以上。

（五）经费保障，促进项目持续发展

区疾控中心将志愿者奖励和劳务补贴纳入项目预算，每年拨出专项经费20 000 元，用于向优秀的志愿者发放奖励和劳务补贴，为项目可持续发展提供强有力的保障。

（六）多部门联动，形成志愿者管理闭环

1. 社区配合志愿者招募，营造宣传氛围，提供志愿者活动的场地。按季度对志愿者活动进行小结，在当年底将全年活动情况上报至区疾控中心。

2. 区疾控中心制定工作计划，负责志愿者的总体管理、综合协调、队伍建设指导，定期开展技术指导、工作评估和督导。做好季度报表统计、年度志愿者活动总结及效果评估。

3. 社区卫生服务中心设立志愿者联络人，协助做好志愿者的选拔、招募和审核工作，协助志愿者组建慢性病自我管理小组，为志愿活动开展提供必要的支持，指导志愿者做好活动资料的整理归档工作。

三、工作成效

（一）健康管理效果明显提高

志愿者参与服务的高血压患者血压知晓率从 2018 年的 92.63% 上升到 2019年的 97.04%；糖尿病患者血糖知晓率从 2018 年的 88.36% 上升到 2019 年的95.35%；高血压患者、糖尿病患者的规范管理率从 2018 年的 90.71%、84.66% 上升到 2019 年的 95.19%、90.23%；血压、血糖控制率从 77.24%、74.60% 提升至86.67%、81.40%。高血压患者、糖尿病患者满意度分别为 93.26% 和 92.17%，高于全区水平（79.29% 和 72.14%）。

（二）提高随访质量，强化自我管理

"上门随访难度大，经常被拒之门外"一直是困扰社区慢性病管理的难题之一。通过专业技能的提升、自我管理小组活动中耐心的交流以及小组活动之后的电话沟通，健康志愿者们取得了组员的信赖，为上门随访打下良好的基础。志愿者通过上门的方式与固定的服务对象进行交流沟通，开展健康生活方式指导，既减轻了慢性病管理医生的工作负担，使之能够规律有效地监测管理对象的血糖、血压，又提高了管理对象的依从性和自我管理的积极性。

（三）探索志愿活动的多元化和常态化

健身舞团队志愿者们发挥舞蹈特长，编排科学合理、简单易学的慢性病防控健身操，定期到慢性病主题宣传日活动和健康讲座中推广，发挥"运动干预"在慢性病防治方面的积极作用，扩大了健康生活方式宣传的影响力。

（四）起到示范引领作用

在"2018健康江苏行启动暨无锡市全民健康生活方式行动日宣传活动"中，来自滨湖区的志愿者团队被评为2018年无锡市优秀健康生活方式指导员、健康志愿者团体三等奖，其中两名志愿者分别获得了个人二等奖和优秀奖，成为优秀志愿者代表，为广大志愿者树立了榜样，激励着更多的人参与到健康志愿者的队伍中来。

四、思考分析

（一）可借鉴的经验

深入挖掘社会志愿者资源，招募志愿者时兼顾健康知识水平和服务意愿。选择有慢性病防治特长、有社区影响力的志愿者，有利于最大限度地调动和发挥志愿者的作用，营造良好志愿服务氛围，推动志愿服务的常态化建设。健身舞团队志愿者通过推广编排科学合理、简单易学的慢性病防控健身操，积极动员社区服务对象参与，发挥运动干预在慢性病防治方面的积极作用，引导慢性病患者树立正确健康观，倡导健康生活方式。

（二）存在的问题

1. 志愿者的积极性有待进一步开发，推广内容的科学性以及方式的合理性仍有进步的空间。

2. 招募渠道较为单一，偏重于健身运动，且招募的志愿者大都是退休人员，年龄偏大，提供的服务较有限，不能充分满足患者的需求。

3. 全社会响应、社区宣传力度还不够，仅靠志愿者个人影响力较小，未能形成健康志愿服务的常态化机制。

（三）可持续发展的建议

1. 提供政策支持，对健康志愿者的工作形成固定的考核机制，建立多层次、多样化的补助制度，对工作优秀的志愿者予以表彰激励，多方面提高志愿者的积极性。

2. 拓宽招募渠道，促进志愿者队伍的多元化、年轻化，提高志愿服务内容的全面性，针对慢性病的非药物治疗，可招募在营养饮食、心理健康方面有特长的志愿者。

3. 加强宣传，利用报刊、电视、网络等大众媒体形式进行多方面宣传，打造品牌效应，提高健康志愿者的参与度和社会公众的响应度，使健康志愿服务形成一个常态化机制。

作者：周　佳

单位：无锡市滨湖区疾病预防控制中心

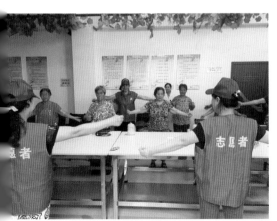

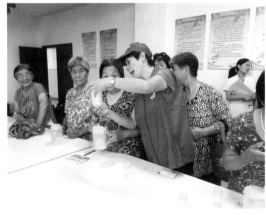

志愿者在渔港社区带领居民做保健操　　　　志愿者在渔港社区开展健康宣传

悦动绳韵，健康校园

一、背景

超重肥胖以及近视等健康问题已成为影响儿童青少年健康的重要公共卫生问题。徐州市睢宁县庆安镇骑路小学用一根纤绳强身健体，在青少年群体中积极践行全民健康生活方式，取得了良好的效果。骑路小学，是地处苏北偏远地区的一所农村小学，学校占地 8 000 m²，有 6 个教学班，238 名学生，其中 60% 为留守儿童。在 2018 年补充新教师之前，学校仅有 15 名平均年龄 50 多岁的教师，无专任艺体学科教师。地理位置偏、留守儿童多、师资力量弱、体育基础设施不足，是学校长期面临的办学困境。

为增强学生体质，从学校实际情况出发，多方比较后发现"跳绳"对师资、场地等软硬件配套要求不高，又具有培养身体形态、协调能力、力量与耐力、交往能力、学习能力等多方面的作用，同时学生喜欢、参与度高。基于这样的考量，以慢性病综合防控示范区建设为契机，学校最终以"绳"为媒，以绳操艺体教育为突破口，推动健康校园建设，逐渐形成"绳韵童年、健康校园"的育人特色。

二、具体做法与实施

（一）部门协同，全社会联动，共同促进青少年身心健康

1.抓住契机，促进青少年健康发展

一方面，在睢宁县创建慢性病综合防控示范区的契机下，县教育、体育局和卫生部门建立起协同机制，密切协作配合，共同推进健康校园建设。另一方面，骑路小学通过开展访谈和对全校学生学业、心理、性格、兴趣、家庭等方面的调查发现，学生一半为留守儿童，大多孤单孤独，容易沉溺于网络、电视，而家长对此往往束手无策；学生存在适应能力差、交往能力薄弱、合作意识不强、身体

素质较差等问题。为促进青少年身心的健康发展，骑路小学常规开展过健康教育理论课，将校园广播、黑板报、墙报、手抄报、挂图、健康教育专栏作为宣传载体，宣传过健康教育知识，发现效果不甚理想，学生兴趣不高。因此抓住全县慢病示范区建设的契机，积极探索针对性的健康促进课程，将健康促进、健康生活方式的教育与实践融入品德和生活课、班会课及部分体育课的教学内容中，打造特色的健康教育课。

2. 统一观点，引入花样跳绳特色医体教融合项目

骑路小学加强健康促进课程的教学研究，对健康教育教师进行多种形式的培训，通过开展示范课、观摩课等教研活动，提高健康教育教师的业务能力和水平。2014年底，骑路小学的老师们在观摩邳州某学校健康促进课程教学时，对学生的花样跳绳印象深刻。之后，骑路小学的体育老师结合本校特点边试边教，激发了学生们浓厚的跳绳兴趣，也受到了其他课程老师们的夸奖，纷纷建议将花样跳绳作为特色体育项目在全校进行推广。2015年，县教育局在骑路小学召开现场推进会，骑路小学以"跳绳"为特色的健康促进课程名扬全县。至此，骑路小学以花样跳绳为载体，提高德智体教育思想，以绳为媒、以绳健体、以绳增智、以绳促德、以绳创美，以培养"合作、创新"的人才队伍为教育理念，率先在睢宁县开展全校性的"花样跳绳"体育活动。

3. 整合推动，将花样跳绳文化建设融入教学

花样跳绳的开展，引发了部分家长对可能会影响孩子文化课学习的担忧。针对部分家长的这种忧虑，骑路小学的领导和老师们进一步认真思考：学校是教育要素凝结的文化空间，如何把跳绳特色文化融入教书育人之中，防止跳绳与教学脱节，变成"两股绳"呢？通过积极听取学生、家长和老师的意见，骑路小学决定把花样跳绳文化建设纳入课程建设范畴，融入教学改革，充分调动师生和家长参与医体教融合工作的积极性和主动性。以"小手拉大手，健康你我他"活动，充分发挥学生的作用，引导学生从"知识本位"向"成长本位"转变，确立"强健体魄、阳光心灵、良好习惯、扎实素养"课程育人目标，提倡多元化、多维度评价学生，促进学生身心健康和终身发展。

4. 规范组织，为青少年精心打造"绳韵"健康环境

骑路小学切实作好健康教育的评价工作，每学年6月份组织开展健康教育评价活动，认真开展自评，确保学校良好的健康教育环境和氛围。同时，把"花样

跳绳"特色文化健康教育课纳入教学计划，做到教师、教材、教案、课时、考核"五落实"，跳绳健康文化内容融入品德和生活课、班会课及体育课的教学内容中，形成了一套较为完整的"花样跳绳"课程体系，自主编写了《绳韵》校本课程、校园花样跳绳活动课程，初步形成了以绳文化为核心的"特色文化墙""阳光体育活动"模式。

（二）创新引领，突出特色，着力打造"绳韵少年"文化课程

骑路小学"花样跳绳"的发展，大致经历了四个阶段。

1. "找特色"，寻找可以让学校有活力、有特色的健康促进课程资源

骑路小学最先选择的是跳舞，但跳舞有其局限性，必须老师亲自教学，而学校师资力量不足，学生也不能发挥主观能动性，很多学生的喜欢度不高。然后选择了"跳绳"，因为它对师资、场地、投入成本等软硬件的配套要求不高，而且孩子们喜欢，学校也有基础。跳绳给孩子们带来了快乐和自信，这种变化已经内化于心、外化于行。每天长达两个小时的日常式的跳绳运动，让孩子与阳光亲密接触，减少了"小胖墩"、预防了"近视眼"。孩子们的精力更加充沛，课堂上注意力更加集中。

2. "找课程"，让花样跳绳"登堂入室"，进入课程建设范畴，融入教学改革

骑路小学的跳绳特色非常鲜明，但最初学校没有现成的"课程"可用。在各上级部门的帮扶、指导下，学校更深地了解到"跳绳为特色的健康促进课程"可以解决"跳绳"与孩子常态文化课学习相脱节的"两股绳"问题。2017年，借力省教育厅的小学课程基地项目，学校完成了"绳韵少年"健康促进课程体系建设。学校围绕"花样跳绳"这一核心，从"跳""画""做""创"四个板块入手，开设国家课程校本化融合课程、《绳韵》校本课程和活动课程，分别完成跳绳、打绳、画绳、唱绳、织绳、编绳、创绳等系列课程任务。丰富的学习素材为不同潜质、不同层次的学生发展提供多样化、有选择的学习支持，并改变了传统的学习模式，促进学生全面而有个性的发展。实践证明，特色课改大大提升了学生们的学习兴趣和能力，学校的学业质量多年保持在全县村小"第一方阵"。

3. "找文化"，将"绳"元素融入校园建设

花园里的辘轳、柳树下的秋千，以及孩子们为廊柱穿上绳衣、灵巧的结绳手艺、脱口而出的"绳子典故"，绳韵大道、绳韵文化墙……学校把"绳"元素嵌入各种学习场景中。同时，跳绳让孩子们远离了电视、手机，减少了小胖墩，扔

掉了小眼镜，长高了个子……"绳文化"串起了"融合课改"。从孩子们的笑脸中看到了"文化"在校园美学的无声渗透、"文化"在"读懂孩子"的行动里。

4."找创新"，融合学生体验，创成全省首个村小特色文化课程基地

融合学生体验，创成全省首个村小特色文化课程基地。在将花样跳绳作为学校的特色项目后，骑路小学在普及、推广和训练中主要做了以下几个方面的工作：(1)每一届新生都以单摇跳、双摇跳、车轮跳三个基本项目为主要学习、考查内容，并要进行中级花样跳绳的学习。(2)每学期初都要对每位学生的基本跳绳项目掌握情况进行普查，根据反馈的情况制定相应的促进措施，使每一位学生在原有基础上都能有所提高。(3)每学期至少进行6次比赛，以赛促学、以赛促教，以此促进各班跳绳活动的深入开展和每位学生跳绳水平的提高。(4)学校鼓励学生创编花样跳绳动作，以学生名字命名花样跳法，并把好的动作加以推广。老师充分利用早操时间，安排展示、学习新动作，使学校的花样跳绳有了新的、富有自己特色的内容，学生对花样跳绳产生了浓厚的兴趣，并为终身发展奠定了良好的基础。(5)学校每年都要组建一支跳绳队，示范、引领、参加演出。(6)学校充分利用大课间、阳光体育课开展花样跳绳活动，每周开展两次社团活动。

三、取得的效果

（一）花样跳绳跳出了快乐与健康

跳绳运动成本低、效能高，能够强身健体、愉悦身心、增进人际交往、减少疾病，有助于培养运动者良好的心理素质，同时兼具娱乐性、艺术性。学校在中心小学举行的运动会上囊括了所有比赛项目的第一名。学校还建立了《学生成长档案》，通过体质监测数据可知，学生身高、体重、肺活量均在正常范围。2021年，全校210名学生的体检结果显示，视力不良率为16%，远低于全县和全省小学生的视力不良率（分别为35.6%和48.3%）；男女生平均身高，分别比全县小学生男女平均身高高0.9 cm和1.2 cm，性别合计平均身高比全县小学生高1 cm；学生超重率3.66%、肥胖率4.27%，分别远低于全县小学生的15.93%、15.22%。近几年，全校学生的体质不断增强，感冒、生病的孩子明显减少。

（二）花样跳绳跳出了团结与自信

花样跳绳运动可以帮助学生调整心态，减轻学习压力，改善情绪，提高思维

和想象力。同时，集体跳绳运动还可以培养学生团队协作、勇敢和坚忍不拔的心理素质。课下，孩子们龙腾虎跃、闪展腾挪；课上，孩子们聚精会神、自信阳光，孩子们在健身健美的同时，增强了意志。学校的"融合"课程注重激发孩子情感体验，提升其学习兴趣。比如，以学生姓名命名创新跳法，让孩子们感到亲切；学校每次组织表演展示，都选取留守儿童父母返乡的节假日，进行家校互动，以增进亲子关系，释放孩子的心理压力。骑路小学的孩子们活力四射，是一群充满精气神的绳韵少年。师生们以"绳"字来提醒规则，用"绳"字来凝心聚力，心往一处想，劲往一处使，促进了学校管理水平的提升。学生绳不离手，课间跳、课后跳，回家后还要跳，他们相互配合、彼此搭档、互相学习、聚精会神地完成动作，没有了松散懒慢，随处可见的是一群群欢快跳动的身影。

（三）花样跳绳跳出了智慧与创造

花样跳绳是一个载体，基点在于体育教育，发展在于德、智、体、美、劳等课程的渗透、融合与整合。将花样跳绳引入课堂，以点带面，辐射散发，培养了学生的学习主动性、创造性，提高了学生的学习能力。2018 年度，在县教育局组织的严格的质量检测中，骑路小学五、六年级全部进入村小类第一方阵。2019年度，在全县镇中心小学组织的所有年级、所有学科的质量检测中，骑路小学的获奖率达 55%，其中有 6 个学科获得第一名。2017 年 4 月，骑路小学以总分苏北第一、全省第十五的好成绩，获得江苏省小学特色文化课程基地立项。2019 年 3月，骑路小学通过省级验收，创成全省首家村级小学特色文化课程基地。学校的综合质量考评和学业水平位居全县前茅。

（四）花样跳绳跳出了灵动与交流

课程文化的丰富、课程活动的丰富、成长内涵与形式的丰富，有利于学生大脑、双手、嘴巴、眼睛、时间、空间的解放和生命力的释放，有利于学生精神、情感、体验的迁移。学校跳绳队向各级领导、兄弟单位，以及受邀前往睢宁、徐州、河南省、安徽省进行汇报展演近 60 次：参加了教育系统庆元旦汇演、全国艺术县汇报成果展演、全民运动会开幕式展演、"淮海冠军杯"青少年校园足球赛开幕式展演，走进河南省艾瑞德国际学校进行了为期三天的研学活动，参加了由国家体育总局青岛航海运动学校主办、心上国际教育协办的全国青少年帆船公益夏令营活动，2019 年 10 月分别参加了徐州市和睢宁县的建队日主题活动演出，2019 年11 月 16 日第二次登上了"淮海冠军杯"青少年校园足球赛开幕式的大舞台。

三、讨论与体会

健康学校助推慢病防控工作，跳绳投入少、产出高、效益大，是慢病防控中最有效、最经济的手段。跳绳促进学校体育发展，提高师生身体素质修养，全面展示了素质教育。通过跳绳，学生视力不良率、超重率、肥胖率都明显下降，而超重、肥胖是众多慢性疾病的危险因素之一，这进而减少了患慢性疾病的风险，减轻了慢病防控负担。花样跳绳作为特色健康教育课，增强了学生的依从性、凝聚力，将健康促进、健康生活方式引进校园，有效地推动了慢病防控示范区建设。

学生通过跳绳等适量运动缓解学习压力，有益于情绪健康，可以预防、缓解焦虑抑郁，促进心理健康发展。跳绳不仅使身体得到训练，也可以进行社交训练，通过跳绳可以结交志同道合的朋友，培养青少年的胜负观、个人观、集体观，以及乐观、坚强的良好性格，促进学生全面发展。

骑路小学以"绳韵少年"特色文化健康教育课程为切入点，因陋就简、因地制宜，促进了学生成长内涵、教师专业发展内涵、学校发展内涵的转变与丰富；以点促面，促进了办学的科学性、发展性与可持续性。通过"绳韵少年"花样跳绳活动，调动发展主体的可塑性、积极性、创造性，促进学生的健康发展，培养学生的意志、探究、团结、合作、健康、创新等品质，提升学生的综合素养与核心素养，有力促进了学生"德、智、体、美、劳"五育并重的协调、融合、健康发展。

跳绳是老少皆宜的健身运动，有健脑、防病、延缓衰老等好处。长期坚持跳绳能够促进心脏机能，还能增加人体血液内的氧气，从而使我们的心血管系统更加健康，可以燃烧体内脂肪，让我们的身体更加轻盈、敏捷。不间断的跳绳可以增加呼吸频率和每次的呼吸量，从而促进人体的呼吸机能，减少患上呼吸道疾病的可能。跳绳的过程增强了神经系统的功能。跳绳可以锻炼人的弹跳力、速度、平衡、耐力和爆发力，同时可培养准确性、灵活性、协调性，提高身体综合素质。跳绳可以预防糖尿病、关节炎、肥胖症、骨质疏松、高血压等多种慢性疾病，是一项宜在人群中广泛推广的健身运动。睢宁县将跳绳作为全民健身运动会的一项竞技项目，已在全县各类人群中广泛推广。相信跳绳作为一种健身项目将越走越远，会有更多的人加入跳绳的队伍，共同守住健康。

作者：刘 彦 姚建英
单位：睢宁县庆安镇骑路小学 睢宁县疾病预防控制中心

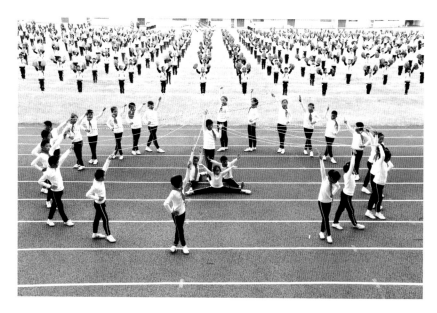

多人跳绳

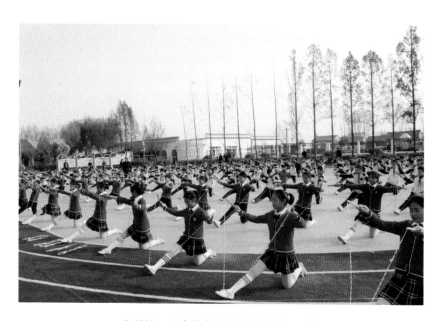

大课间、阳光体育课开展花样跳绳活动

转变理念、统一认知、建有效机制

——探索医改工作"铜山模式"，组建铜山区医疗事业集团

铜山区地处江苏省西北部，古称大彭氏国；秦始皇二十六年（公元前 221 年）置彭城县；清雍正十一年（公元 1733 年），徐州升格为府，府治彭城县，因境内有铜山岛更名为铜山县；2010 年撤县设区。铜山区环绕徐州市城区，面积 1 871 km²，户籍人口 132 万，辖 17 个镇、11 个街道、1 个国家高新区、1 个省级经开区和吕梁山风景区。铜山区有 293 个村（居）委会，其中村委会 266 个，居民委员会 27 个。全区共拥有各类医疗卫生机构 558 个，其中乡镇卫生院 23 个，社区卫生服务中心 3 个，村卫生室 442 个，设有疾病预防控制中心、卫生监督所、妇幼保健所 3 个专业公共卫生机构。全区有卫生医疗机构病床 6 105 张，卫生技术人员 7 669 人，其中执业医师、执业助理医师 3 228 人，注册护士 3 442 人。

2019 年 1 月 14 日，娄勤俭书记在省"两会"期间参加徐州代表团审议时提出，要"深化医药卫生体制改革，探索构建紧密型、事业性的医疗集团"。铜山区委、区政府树立强烈的"答卷意识"，以敢闯敢试、敢为人先的精神，创新医疗发展模式，建立了协同工作机制，并有效地进行了衔接，达到了"1+1 > 2"的效果。以 2019 年底徐州市第一人民医院搬迁至铜山区为契机，结合铜山融入主城区，开展紧密型医联体建设，组建铜山区医疗事业集团，努力打造可复制、可推广、可借鉴的城市医疗集团建设"铜山模式"，构建"基层首诊、双向转诊、急慢分治、上下联动"的分级诊疗新格局。

一、具体做法

（一）以党建带发展，进一步加强组织领导，完善组织架构，转变理念，统一认识，提升一体化管理运行水平。

1. 创新医联体模式，组建铜山区医疗事业集团。徐州市以徐州市第一人民医

院搬迁至铜山为契机，由市第一人民医院牵头，联合铜山区人民医院、大彭镇卫生院和驿城、文沃、焦山3个社区卫生服务中心，组建铜山区医疗事业集团。《徐州市医疗事业集团试点工作方案》经徐州市委深改委第五次会议、市政府第37次常务会议审议通过。铜山区政府和市一院签订了组建医疗事业集团的框架协议，草拟了医疗集团章程，召开了医疗事业集团启动暨医联体建设工作推进会。

各家医院正式挂牌为市第一人民医院医疗集团分院，形成"1+1+4"集团组织框架。组建了文沃、焦山、驿城分院联合党支部，实现了医疗集团基层分院党建工作由集团总院党委管理，以不断加强和改进党的组织建设工作，转变理念，统一认识。集团各单位党组织针对义诊宣传、分院建设等工作，积极谋划开展专题活动，对分院发展带动作用明显。

2.统一法人，完善法人治理体系。铜山区人民医院，大彭镇卫生院和驿城、文沃、焦山社区卫生服务中心的人、财、物，全权委托给市第一人民医院管理，组建徐州市第一人民医院医疗集团（铜山区医疗集团），原有人员编制及人事关系、原资产及债权债务关系维持不变。医疗集团接受市属公立医院医管委领导，实行理事会治理结构。医疗集团以提高群众就医满意度，降低群众医疗成本，夯实医疗卫生基层基础作为工作总目标。集团制定、印发《市一院医疗集团关于分院执行院长聘任的通知》《市一院医疗集团关于调整理事长、执行理事长、副理事长分工的通知》《关于同意徐州市第一人民医院集团各基层分院领导班子成员分工的批复》，进一步明确集团领导班子职责，通过集团总院派驻业务骨干在基层分院挂职副院长的形式，加强集团基层分院的领导力量，确保集团各项改革措施能够落地、落实。

3.持续加强集团管理层人力资源配置，实现专项工作专班负责。医疗集团设立"一办八中心"，实行人力资源、财务、质量控制、公共卫生指导、卫生信息、消毒供应、药品耗材和医疗器械配置、后勤服务等资源要素统一管理，确保各中心切实履职尽责，强化督促落实集团理事会的各项决策部署，稳步推进集团各项改革工作。

（二）加大改革工作力度，切实带动业务协同发展，促进优质医疗资源下沉、资源互通共享。

1.推进优质医疗资源向基层下沉。印发《关于调整市一院医疗集团领建团队的通知》，确保集团总院派驻的专科、专家满足各分院发展的实际需求。徐州市一院为每个成员单位配备一支完整的领建团队，每个团队均包含管理人员、专科人员、业务骨干，通过长期坐诊、设立专家工作室、建立联合病房、远程会诊、诊间协同、带教培训等形式，促进资源下沉、上下转诊、信息互联。

2. 落实分级诊疗，强化基层服务能力，促进基层首诊、双向转诊。牢固树立上下协同发展意识，严格落实分级诊疗、双向转诊规范，按照医疗机构功能定位、转诊目录，遵循病人意愿，科学转诊、合理转诊。印发《关于徐州市第一人民医院医疗集团双向转诊工作补充规定（试行）》，进一步明确了集团双向转诊流程及考核措施，积极推动双向转诊工作在集团内全面铺开。

3. 总院分院密切配合，大力强化公共卫生职能。为显示医疗卫生事业的公益性、福利性，增强基层群众看病就医的健康获得感和满意度，提高患者科学的自我健康管理意识，市一院利用医疗集团优质的资源平台，针对基层百姓的常见病、慢性病、多发病的预防与诊疗，在总院临床科室及各分院的配合下，制定了"健康知识巡讲"系列活动方案，以每周2～3次的频率在基层医疗机构开展巡讲。由集团总院牵头，焦山、文沃、驿城分院及村卫生室/服务站配合。随着基层分院服务社区受益群众不断增加，群众的获得感、满意度明显提升。

（三）大力发展信息化建设，加快远程医疗中心建设进程。

为了进一步深化医疗事业集团建设，给患者提供连续性、一体化的诊疗服务，市一院高效推进信息化建设。分院与市一院实现了信息的互联互通，在分院可以预约集团总院的专家，集团总院检查检验的项目可以直接到分院完成自助打印报告。集团信息展示调度中心已完成平台搭建、更新，加强了数据整合功能，各分院运行数据已经上线，可实现实时展示。通过进一步优化 UI 设计布局，集团整体运行数据对比更清晰。远程会诊、远程心电、多学科联合会诊、远程影像工作室已可正常使用；成员单位智能眼底诊疗已实现常态化；诊间协同设备已部署到位，具备开诊条件。"让数据多跑路，让患者少跑腿"，信息化建设实现了患者从基层医疗机构到集团总院就诊时信息的互联、互通、共享，极大缓解了百姓看病难的问题。

二、成效

（一）全新的疾病管理医联体模式，提升集团成员单位服务医疗体系效能。

铜山区始终围绕医疗服务能力的提升凸显建设效能，落实质量控制中心对各成员单位全流程、全方位监管，健全集团质量控制体系，实施同质化管理。以专家工作室、特色科室创建等形式，带动分院各专科有特色、健康发展。医疗集团的医联体建设，离不开对基层人才的培养。全区共接收成员单位基层进修人员310名，举办"青年医师"培训班24次，各分院累计参加培训达400余人次，极大提高了基层医疗人员的能力水平与业务素质。

全科团队的下沉，提高了成员单位的诊疗能力、专科能力。2022年上半年，总院在分院开展联合病房建设，作为基层特色科室的共建模板，向各分院共下派医务人员1 000余人次，共计诊疗3 058人次。总院专家团队开展指导手术100余例，极大地推动了成员单位的建设发展。

远程会诊平台，实现了与铜山区多家基层医疗机构的互联互通，推动了辖区内基层医疗机构整体水平的不断提升。信息化建设和信息共享联动，促进了医疗和管理工作的同质化、标准化、特色化。至今，全区共开展远程心电服务4 840余例，远程影像服务3 610余例，MDT多学科联合会诊40余次，共计诊疗500余人次，智能诊疗100余例。信息化建设促进优质医疗资源下沉基层，让更多患者不出远门就能享受到三甲医院的优质医疗服务。

医防融合管理试点深入实施，医疗集团总体效能不断增强。区域内重大疾病、突发传染病发病率同步降低12%。集团辖区病人外流现象明显减少，集团各级医务人员平均薪酬水平较之前提升7.5%。自集团化运行以来，因逐步开展统一配送工作，集团药品耗材采购费用平均降幅5%以上，消毒供应成本降低24%。

集团总院与基层共建特色科室12个，专家工作室4个。今年半年报显示，大彭分院门急诊人次同比增长61.12%，出院人次同比增长65.62%，手术人次同比增长39.43%，业务收入同比增长116.58%，达到1 769万余元；文沃分院门急诊人次同比增长35.31%，出院人次同比增长93.68%，业务收入同比增长105.05%；驿城分院门急诊人次同比增长9.82%，医疗收入同比增长23.74%；焦山分院业务收入同比增长60%。

（二）四级联动的医联体模式，满足了民众"家门口"就医的需要，提升了民众的健康幸福指数。

医疗事业集团建设，让老百姓充分感受到医联体模式带来的便利与实惠，提高了基层服务和家庭医生的履约能力。铜山区组建了由总院、区级分院、基层分院和村卫生室／社区服务站人员组成的家庭医生签约专家团队和儿童保健、孕产妇保健专科服务团队 16 个，对基层分院的高血压及糖尿病患者用药、65 岁以上老年人健康管理、儿童健康管理、孕产妇健康管理、严重精神障碍患者健康管理、肺结核患者健康管理、中医药健康管理等国家基本公共卫生服务项目按时指导，同时还提供包括常见病和多发病的健康咨询、疾病诊疗、就医路径指导和转诊预约等服务，有效地促进了医疗与基本公共卫生服务的有效融合。目前，家庭医生签约服务人群覆盖率 40.00%，重点人群覆盖率 76.78%，基层首诊签约率 4.82%，建档立卡低收入人口签约率 94.15%。签约服务的宣传到位、签约服务享受的待遇力度大、签约人群的范围覆盖面广，极大地增强了基本公共卫生服务的质量。

医疗集团总院将三甲医院的优质医疗服务带到基层老百姓身边。市一院派出高层次医疗队定期对区内社区卫生服务中心、村卫生室进行技术扶持，基层诊疗水平显著提升，让老百姓基层就医依从性得到提高，用老百姓自己的话说："在镇上看病，是三甲医院的水平、乡镇卫生院的收费。"其还在铜山区各分院所辖乡镇卫生院、卫生室，开展一系列的健康巡讲系列活动和慢性病系列筛查项目活动。2022 年，医疗集团开展面向社区百姓的癌症、COPD、儿童眼健康和视力筛查等健康宣讲活动共计 27 次，累计受众达 1 500 余人次，专家们精彩的授课和体检项目的开展，得到了老百姓的一致认可。医疗集团内 4 家分院高血压、糖尿病的规范管理率稳步提升，分别达 67.86%、63.73%，均达到省市规范要求。

三、思考

在市、区两级卫健委的直接指导下，铜山区医疗集团先后完成了各分院挂牌，"一办八中心"及领建团队的建立，总院高层次人才的下派，分级诊疗和双向转诊的建立，远程诊断，会诊和检查检验项目共享互认，信息化互通，消毒供应中心化、集中化，一体化实施学术活动，进修培训，住院医师规范化培训，帮助培育优势专科，促进省、市重点专科建设以及推行全员聘用制，促进人员上下流动，统一法人管理，统一党建体系，试行医保费用统筹支付等实质性融合，取得了阶段性成果。

然而进一步优化分级诊疗流程，通过基层医疗卫生机构解决常见病和慢性病的诊疗，实现"治疗第一"向"健康第一"转变仍有很长一段路。下一步，铜山区将进一步调整医联体优化基层医疗机构的薪酬制度，提高基层医疗服务人员技术服务收入在医联体的比重，调动医务人员积极性，不断向着强基层、重预防的方向发展，让更多优质的医疗资源下沉到基层，惠及百姓。

作者：朱良科

单位：徐州市铜山区疾病预防控制中心

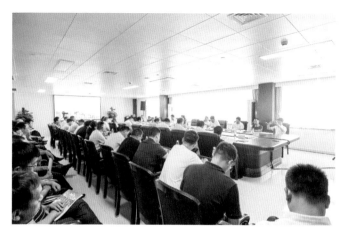

省委改革办调研指导医疗体建设

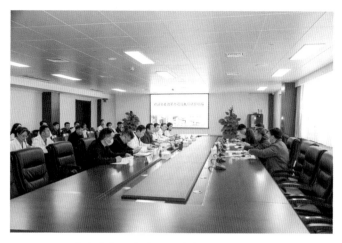

医疗事业集团启动暨医联体建设工作推进会

以糖尿病并发症筛查工作站为发力点，推进糖尿病医防融合

一、背景

糖尿病并发症严重危害患者身体健康，会给患者带来卒中、失明、心脏病发作、肾功能衰竭、下肢截肢等严重影响，甚至可直接导致死亡。积极开展糖尿病并发症筛查工作，努力预防和管理糖尿病并发症的发生及发展，在糖尿病的治疗控制上显得尤为重要。根据基本公共卫生服务数据统计，截止至 2018 年，高邮市三垛镇辖区内在管糖尿病患者共计 2 138 人，规范管理率相对较低，患者管理依从性较差，血糖有效控制率低于 45%，管理观念相对落后，管理方式急待创新，管理效果有待提升。

糖尿病并发症筛查工作站是以团队服务为核心，签约服务为抓手，升级糖尿病患者管理服务，开展并发症筛查，做到并发症早诊早治，降低患者并发症发生概率，起到"以筛促防"作用，并可提高患者健康管理依从性、基层社区卫生服务中心慢病医护人员诊疗水平，对减少整体医疗花费和疾病负担具有重要意义。为此，高邮市三垛中心卫生院作为江苏省首批、扬州市第一家，于 2017 年 11 月正式申请立项糖尿病并发症筛查工作站建设项目，并于 2018 年 6 月正式投入使用。

工作站建于三垛卫生院健康管理中心内，与糖尿病门诊、眼科门诊毗邻。检查室面积 25 m²，配备了外周血管检测系统、震动感觉阈值检测仪、免散瞳眼底照相设备，并可通过远程平台联网诊断。工作站日常配备有专业工作人员，包括糖尿病专科医生 2 名、眼科医生 2 名、护士 3 名（专职 1 名，兼职 2 名），围绕糖尿病及其并发症的诊断、检查、治疗开展工作。筛查工作站的建立无论是在制度建设、能力培养，还是在硬件设施配备上，都极大地弥补了辖区医疗机构以往在这一部分工作内容的空白与短板，全面推进了糖尿病专病检查、治疗、管理的

系统化和规范化。

二、具体做法

（一）组织保障

1.强化项目保障。一是定方案。通过多轮设备考察，于2018年6月份顺利完成了免散瞳眼底相机、糖尿病足（血管和神经）筛查等设备配备，与上工医信科技有限公司合作，顺利上线了"慧眼糖网眼底筛查智能平台"。医院确定糖筛工作运行实施方案，依据"组织、宣传、运行、考核、总结、分析、改进"的程序思路，正式启动了糖尿病并发症筛查工作。二是定场所。门诊三楼健康管理中心设置糖筛工作站，踝肱指数和震动阈值检查在中心入口北侧第一个房间，将免散瞳眼底照相设在眼科门诊。三是定专人。明确临床医生和护士共五人为糖尿病专科医护人员，按内科二级分科思路，集聚医护力量和资源。

2.强化长效机制。一是形成服务包。将三项并发症检查设计成个性化签约服务包"糖筛三项"，做成检查项目组套，方便临床开具。制订激励措施，增加镇村两级临床筛查的主动性。二是争取苏北医院技术支撑。与苏北医院申请建立专科紧密型医联体，由苏北医院每月派出糖尿病专家来院坐诊、讲学、指导。

3.强化宣传推广。一是印发一份项目文件，将检查时间、收费价格、检查者等逐一明确，让临床各科医生对三项检查事项充分了解。二是开展一轮专题培训，邀请苏北医院内分泌专家进行糖尿病并发症筛查的专题培训，以专科培训推动项目宣传。三是进行一轮科普巡讲，由苏北医院内分泌专家赴各行政村对糖尿病患者进行专题宣讲，累计已经完成16次，累计宣教糖友1266人次，获得了广大糖友的认可。

4.优化绩效考核。一是在糖尿病门诊建设初期，结合医院实际情况，在专科门诊医生绩效工资计算上给予适当倾斜。二是在并发症筛查工作上，根据工作量给予绩效政策扶持。三是将早期诊断、专病转诊、并发症筛查开具权下放到村卫生室，形成镇村一体、共防共治的局面。

5.签约打包点单。将糖尿病并发症筛查纳入家庭医生签约服务包中，让糖尿病人可点单选取，并在价格上给予优惠，从引导点单逐步过渡到主动点单。

（二）技术流程

1. 总体原则。（1）实施四项聚焦。一是聚焦管理不满意患者。重点针对村级糖尿病健康随访中的不满意病人，在增加随访后仍不满意的，由乡村医生开具转诊单或糖筛三项检查单进行筛查。二是聚焦住院合并糖尿病患者。由院内各科临床医生对收治病人中合并患有糖尿病的，进行常态化并发症筛查。三是聚焦门诊"老病号"。内科各门诊医生提高并发症筛查意识，对糖尿病"老病号"进行并发症筛查，以有效调整降糖药物品种和剂量。四是聚焦新发糖尿病患者。对所有新发糖尿病患者进行并发症筛查，以达到精确诊断，有效判断病情，合理确定治疗方案。通过实施"四聚焦"，全力推动工作站糖尿病并发症筛查工作的全面启动及运行，不断扩大糖尿病患者并发症筛查的比例。（2）落实四项深化。一是深化每月统计。工作站每月统计"糖筛三项"检查数量，分为村级转诊、本院门诊、住院患者等三类。二是深化定期研判。由工作站牵头，医教科、临床各科主任及医疗骨干、乡村医生代表等定期集中讨论分析筛查工作进展情况，查找存在的问题，分析问题原因，提出整改对策。三是深化持续改进。聚焦筛查实效，从临床有效治疗、管理的角度，讨论研究工作站运行提升的措施。四是深化总结提升。从糖尿病健康管理的方向入手，立足有效治疗，深化早防早控，总结阶段性成果，为持续提升、不断优化奠定基础。

2. 确定核心。整个技术流程的核心在于明确糖筛工作站职能。一是做好并发症筛查：糖尿病并发症的筛查工作是工作站的第一职能，除了日常院内诊治病人，转入病人的并发症筛查工作也应按序开展。二是配合群众知识科普：由预防保健所牵头开展针对辖区糖尿病患者的相关知识科普巡讲工作，每两周至三周开展一期知识巡讲，每季度开展一次大型义诊、咨询活动，逐步提高糖尿病知晓率、治疗率。三是主导健康管理：慢病管理工作人员和工作站护士共同担任"糖医助手"，除配合工作站糖尿病医生门诊工作外，还担当辖区糖尿病并发症病人的管理员、村级糖尿病患者随访工作质量的指导员，同时负责糖尿病门诊病人预约、转诊、随访、督查、信息沟通等整个健康管理链每个环节的建设与推动。

3. 专科门诊工作。（1）新发现病人的管理。糖尿病医生在门诊发现新病人后，糖医助手（护士）为辖区内的患者建立居民健康档案，完善好基础信息，实现首次随访，记录病人的就医详细情况；辖区外市内患者转诊至对应的医疗单位；市外患者填写《糖尿病门诊就医信息表》，给患者带回对应管理单位。（2）老病人的管理。糖医助手对预约的门诊病人进行健康评估，完成门诊随访，对已完成村级季度随访的病人，调阅电子档案中的随访表，查看并核实随访记录，填写质量评估表，全面参与村级随访工作的质控。（3）并发症患者的管理。工作站筛查出患有并发症的患者，专科医生制订治疗方案，糖医助手为患者制订个性化随访方案，并为治疗效果不佳、病情相对复杂的患者预约定期的专家门诊或转往上级医疗机构，待患者病情缓解后重新纳入管理。

4.**公卫健康管理**。（1）在管病人的常规管理。对血糖控制效果达标的患者，开展季度随访，完善随访档案记录。（2）病人转诊的要求。对控制效果不好的，随访时为病人办理转诊，联系预约糖医助手，在指定日期到专科门诊就医。在患者调整治疗方案两周后再次随访，对已稳定的患者纳入常规管理；对效果不佳的，将情况向糖医助手汇报，由上级专科医生与助手共同制订下一步治疗方案。（3）其他糖尿病患者的健康管理。未纳入管理的患者，在知情同意的情况下，应管尽管。患有并发症的病人及时转入专科门诊，并参与患者后期的康复管理。

（三）协调保障

1.**管理组织分工明确**。医院主要负责人将糖尿病创新管理工作纳入医院年度工作计划中，在绩效考核标准中优先考虑。分管领导靠前抓，定期召集相关部门负责人，推动工作进度，协调部门交叉点，解决工作中不断遇到的新问题。

2.**组织成员职责明确**。以糖尿病并发症筛查工作站为发力点，推动专科门诊的日常诊疗工作及镇村两级的双向转诊。公卫管理人员加强村级医务人员糖尿病病人管理工作的推动与落实，把控管理质量，推动村级自我管理小组的正常运行。分管院长同时对糖尿病门诊医护人员、糖筛工作站、公卫项目办进行统一领导，提高协调的有效性。

（四）质量控制

1.**一级质控**。以公卫管理为主力，定期和不定期对辖区内在管病人的健康管理进行督查。以真实性为前提，主要检查病人基本档案建立、随访质量、转诊落实、信息互通等方面的工作成效。主要采取抽样方式进行，抽取10%的在管患者督查，抽查结果直接与责任医生的绩效挂钩。

2.**二级质控**。以"糖医助手"为主力，对门诊就医的所有病人进行核查，通过面谈、网上档案查证、电话访谈等方式对所接触对象进行核查，将核查结果报公卫管理科室，由公卫部门计算责任医生的绩效工资。

3. 三级质控。糖尿病医生抽取电子档案的 1% 进行查阅，从逻辑性、合理性上分析数据的真实性，记录有疑问的对象，汇总给公卫管理科室进行现场核实，确保管理质量不断提升。

（五）技术要点

1. 根据不同管理岗位制订不同的信息记录表，将门诊、公卫的需求进行有效区分。

2. 制订统一标准的考核工具表，便于实现尺度把控的一致性。

3. 按照国家规范建立考核数据，包括在册人数、管理人数、管理率、血糖控制人数、控制率、随访合格率、档案合格率等指标。

三、工作成效

1. **人群控制效果明显上升**。筛查工作站三级质控工作的落实，进一步推动了辖区内 2 138 例糖尿病患者的健康管理工作，提高了患者的管理依从性和血糖控制效果，其中糖尿病患者规范管理人数由筛查工作实施前的 1 450 人提升到 1 710 人，规范管理率从 66.4% 提升到 78.3%，血糖控制达标人数从 1 145 人提高到 1 342 人，血糖控制率从 52.5% 提高到 61.5%。

2. **并发症患者管理效率提高**。对患有糖尿病并发症患者开展个性化管理，主要由"糖医助手"与专科医生负责开展工作。筛查工作站共计进行无散瞳眼底检查 321 人，检出糖尿病视网膜病变（DR）55 人；踝肱指数（ABI）检查 230 人，检出糖尿病下肢动脉病变 35 人、临界病变 46 人；震动感觉阈值（VPT）检查 230 人，检出周围神经病变 200 人。发现的并发症患者全部实行家庭医生签约化服务，为其制订个性化治疗方案，并作为重点对象纳入管理或及时转至对应的属地医疗机构。这部分患者血糖检测达标数由筛查管理前的 1/12 次，平均增长到了 8/12 次，且经过连续跟踪发现 86% 的患者并发症得到了缓解，其中 35% 的患者经治疗后相关症状改善明显。

3. **医院实现效益双丰收**。一是经济效益提升。在院外推动了糖尿病患者的家庭医生签约工作，签约患者比上年度增加了 10%；在院内的糖尿病健康管理链的建立使医院的经济效益有一定提升。将一些不愿进行治疗的患者拉入正规治疗的队列中；将一些不重视治疗的患者的观念逐步转变，愿意接受正规治疗，积极控制病情发展，预防并发症的发生；将一些患有并发症的患者纳入重点服务队伍中，因有上级医联体专家的参与，使患者的治疗依从性明显提高。二是社会效益提升。对周边患者产生明显的虹吸效应，糖尿病专科门诊的社会效应逐步提升，工作得到了患者的进一步认可，带动了区域糖尿病患者认知与自我管理能力的提升。

四、经验总结

1. 糖尿病患者的健康管理需要医、护、防充分配合，形成一个整体管理系统，才能达到好的效果。无论以哪一点为发力核心，都必须遵从三点：一是有强有力的执行制度，二是有明确的任务分工，三是有有效的激励政策。

2. 在方案实施过程中，要注意三点：一是执行者的能力培训很重要，这事关方案实施的最终成果；二是质量控制很重要，统一标尺才能保证有效控制；三是部门协调很重要，必须有专项负责的领导去不断推动，才能保证项目的有效实施。

3. 糖尿病的健康管理需要省级或国家层面制订更好的引导政策；需要不断培养基层的后继人才，保证管理工作的持续开展；需要探索更高的治疗、预防医疗技术，使这项工作更能简易地开展。

作者：王正光
单位：高邮市疾病预防控制中心

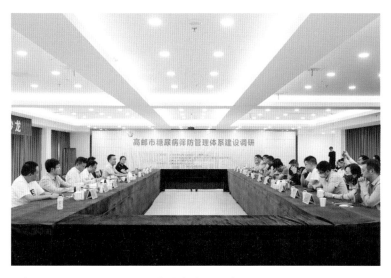

糖尿病沙龙活动

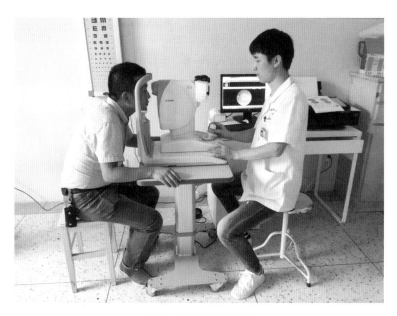

糖筛工作站之眼底检查

适老改造，创新社区健康管理新理念

一、项目背景

据国家统计局发布的数据显示，到 2022 年，全国 60 岁及以上人口为 2.640 2 亿人，占比 18.70%；65 岁及以上人口为 1.906 4 亿人，占比 13.50%。目前全国慢性病患者已经超过 2.6 亿，慢性病所导致的死亡占总死亡的 86.6%，导致的疾病负担超过疾病总负担的 70%。2021—2050 年将是加速老龄化阶段，预计到 2050 年，老年人口总量将超过 4 亿，老龄化水平达 30% 以上。多数老年人患有慢性病，而且多病共存现象很普遍，由此造成沉重的经济负担。

天宁区茶山街道位于江苏省唯一的健康养老服务业集聚区——常州健康养老服务业集聚区的核心区域。茶山街道朝阳四村北区，老年人口占比高，老龄化程度逐步加深，且区域内老年慢性病患者较多，就近就医、诊疗、养老服务需求强烈；小区建造年代久，适老配套少；小区相对封闭，体量适中。经过调研、评估及实地考察，综合小区规模、人口构成和健康状况等因素，选定茶山街道朝阳四村北区为适老化试点改造住区，由政府出资，以"居住宜老，设施为老，活动便老，服务助老，和谐敬老，慢防护老"标准进行改造和提升。

二、项目实施

1. 加强领导，完善网络，高质量保障改造工作全面推进

在区委区政府的领导下，建立了街道、公安、卫健、民政、财政、住建、城管等多部门联合的协同机制，强化了部门支撑和财政保障，做到党员干部深入一线，抓实机制体制，落实工作目标。基于辖区健康养老的优势和特色，结合国家级慢性病综合防控示范区建设要求，在茶山街道朝阳四村开始创新试点

全市首个适老住区改造项目，目标是打造老年人健康管理的样板社区，提升慢性病防控成效。

2. 多措并举，优化资源，高效率改善人居环境，提升健康管理

适老住区改造项目从设计之初就融入了慢性病防控和健康促进等元素，结合天宁区国家级慢性病综合防控示范区建设的经验，在对小区环境全面改造的基础上，提供配套的社区养老及健康管理服务，家庭医生工作室、养老服务机构和健康管理机构紧密结合，形成了"三位一体"的社区老年人健康管理新模式。改造后的小区建成老年人健身、文化娱乐活动场所 800 ㎡，建成适合老年人运动的彩色健康步道 4 000 m，增加户外运动器材 41 套，其中适老运动器材 29 套。项目引入椿熙堂等专业化的健康养老服务机构，在小区内建设健康小屋，配备了骨密度检测仪、心血管功能测试诊断仪、壁挂 BMI 尺、营养膳食宝塔挂图等健康管理设施设备。

3. 融入政策，加强协作，高品质保障健康生活方式，量质并举

大力实施"将健康融入所有政策"的策略，实现"信息化支撑，网格化管理，社会化服务"的健康服务新格局，推进社区突发事件处置、健康监测、社区养老等工作，并取得成效。养老服务机构椿熙堂向 300 余位老人发放智慧医养居家设备，包括智能手环、智能安防套装等，提供报警紧急上门服务，大大提升了老年人的安全保障。家庭医生工作室为老年人建立健康档案，开展实时跟踪指导及康复护理；对慢病人群建立专案，定期随访，提供个性化的指导，实现"互联网＋慢病管理"，提升居民的健康素养及自我保健意识。健康管理机构向居民发放含控油壶、限盐勺、计步器、腰围尺等支持性工具的健康大礼包，宣传"三减三健"健康理念。社区健康生活方式指导员积极组织开展户外健身、健康讲座及美食大赛等形式多样的活动，采取"三位一体"的管理新模式，满足老年人的健康需求，提升慢性病的综合防控水平。项目实施以来，社区居民的满意度显著提高，慢性病患者的管理依从性改善明显。项目不断完善了新指标体系和基础设施配套建设，拓展了群众对慢性病防控的参与度，提高了家庭医生的业务素质和管理能力，提升了卫生服务质量和服务水平，打造出"健康天宁"新名片。

三、项目成效

基于 2016 年朝阳四村北区改造的成功经验，2017 年起在富强新村实施了 2.0 升级版改造项目，升级配置 300 ㎡ 的医养融合服务中心和 500 ㎡ 的公共卫生服务站。项目施行以来，朝阳四村北区和富强新村 65 周岁以上老年人口数从 2016 年的 418 人增加到 2019 年的 684 人；高血压患者规范管理率从 2016 年的 79.5% 上升到 2019 年的 85.4%；糖尿病患者规范管理率从 2016 年的 70.35% 上升到 2019 年的 83.92%。家庭医生签约率逐年递增，重点人群的家庭医生签约率从 2017 年的 72.01% 增加到 2019 年的 78.93%。老年人健康管理率从 2016 年的 67.5% 增加到 2021 年的 71.48%。慢性病防控成效显著。

对于天宁区的成功经验，常州市政府在全市进行推广，共打造了 9 个适老住区，覆盖新北区、钟楼区等城区，全面提升了全市的宜居性，提高了慢性病综合防控能力。天宁区适老住区改造项目在全面改善老小区居住环境、提升小区适老化功能的同时，帮助社区居民尤其是老人养成了良好的生活习惯和健康的生活方式，为慢性病防控工作提供了有力的支持。项目经试点推广，成功打造了天宁区"老年人健康管理样板社区"的名片，受到省、市多家媒体的广泛关注和报道。基于天宁区适老住区改造的成功经验，省住建厅总结提炼成"宜居示范住区"省级标准。2017 年，天宁区适老住区改造试点项目荣获"江苏省适老住区示范项目"和"江苏省现代民政建设十大创新成果"。2018 年 3 月 8 日，山东省淄博市人民政府副市长刘荣带队参观考察该项目。2021 年 3 月 25 日，国务院总理、党组书记李克强带队考察，对适老住区改造项目赞不绝口，给出极高的评价，并建议推广。

四、项目思考

"健康融入万策"，这既是国际社会达成的最新共识，更是区委区政府面对健康领域诸多挑战的现实抉择。与健康息息相关的建设项目需要有长期稳定的可持续发展，但是，目前部分健康项目试点成功后，由于政策方向变动、上层人员调整或者其他因素，导致项目搁浅或者更换了新的议程，未完全普及，无法真正做到让健康养老事业惠及全社会。因此，各级政府在制定经济社会发展的各项政策时，应以人民为中心，把大健康放到优先位置，贯彻到政策制定、实施、分析、评估的全过程，促进健康福祉的全社会、全人群、全生命周期覆盖。要有健全的制度、完善的监督体系，排除政策、人员变更等外界因素的影响，形成一个长期、有活力的持续惠民工程。

作者：施鸿飞
单位：常州市天宁区疾病预防控制中心

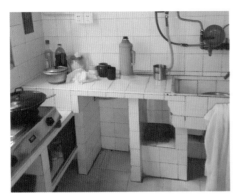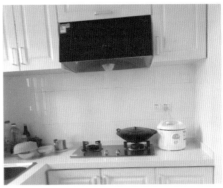

厨房改造前后对比

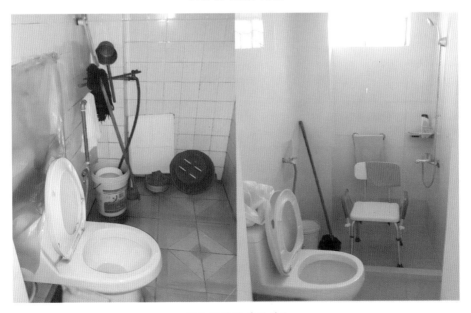

卫生间改造前后对比

以运动健康指导门诊为先导，
探索慢病管理新模式

一、项目背景

随着老龄化程度的加深和人们生产生活方式的改变，心血管疾病、癌症、慢性呼吸系统疾病、糖尿病等慢性非传染性疾病已成为全球主要致死原因。我区的慢病现状也不容乐观。2020年死因监测数据显示，我区慢病导致的死亡人数已占到全区总死亡人数的88.39%，其中四类主要慢性病的早死概率为13.81%。不良的生活方式、遗传、社会医疗和环境等因素是造成慢病高发的主要危险因素。"体力活动不足"作为不良生活方式之一，与多种慢性疾病的发生密切相关，并已成为慢病发生的第一独立危险因素。

为贯彻落实《健康中国2030规划纲要》对"加强体医融合和非医疗健康干预"的要求，推动形成体医结合的疾病管理与健康服务模式，发挥全民科学健身在健康促进、慢性病预防和康复等方面的积极作用，钟楼区五星街道社区卫生服务中心通过运动管理，探索体医融合方法，创新慢病管理模式。

二、主要做法

1. **政府高度重视，为运动健康指导门诊提供组织和资金保障。** 在常州市卫健委、常州市体育局、钟楼区卫健局的鼎力支持下，五星街道社区卫生服务中心于2017年10月与常州市体育医院联合开设了全省首家运动健康指导门诊，开启了体医融合的探索之路。次年，常州市体育局、常州市卫健委根据《常州市全民健身实施计划（2017—2020年）》（常政发〔2017〕6号）和《"健康常州2030"规划纲要重点任务分工方案》（常政办发〔2017〕169号）要求，颁发了《关于印发〈常州市运动健康指导门诊建设实施意见〉的通知》。《实施意见》中明确了常州市政府提供国民体测仪、功率自行车等必要的设备投入以及每年5万元的经费补贴，用于运动健康指导门诊的开诊运行，为阵地建设提供了必备粮草。运动健康指导门诊的建设充分发挥了五星街道社区卫生服务中心的医疗专业优势和常州市体育医院的特色优势，为探索构建以基层运动健康指导门诊建设为重点、以体育医院和三级综合医院或专科医院为龙头、以基层医疗机构为主体的慢性病防治和健康生活方式专业指导服务网络，提供了主要阵地。通过运动健康指导门诊的建设，形成了"预防—治疗—康复"服务链，推动运动健康指导服务覆盖到基层，延伸到群众身边。

2. 加强专科人才培养，强化运动健康指导门诊人才队伍的建设。2017年，五星街道社区卫生服务中心宋君副主任医师成为全国首批获得运动处方师资格的基层全科医师之一，随后成为学科带头人，负责运动健康指导门诊业务及管理。通过多年来的培养，运动健康指导门诊目前由3名医生和3名护士组成运动管理项目小组团队，其中1名主任医师、1名副主任医师、1名主治医师、2名副主任护师、1名护师，3名医师均取得运动处方师资格，并且每年至少安排1人次以上参加各种学术团体组织的短期培训班，以提高科室医护人员专业技术水平。另外，常州市体育医院每月派医务人员到五星街道社区卫生服务中心坐诊带教，通过运动处方开具、运动损伤治疗等诊疗内容的现场教学，不断提升运动健康指导门诊的业务能力。

3. 以项目提升运动健康指导门诊业务能力，以实践促运动干预成效。2019年，五星街道社区卫生服务中心与常州大学、常州市体育医院合作开展了慢性病运动干预项目。共征集超重肥胖、2型糖尿病和血脂异常三类慢性病志愿者290人，由全科医生、社会体育指导员、运动处方师组成专家团队，通过体质检测、身体机能评估等方式，为他们提供"量身定制"的运动方案，并全程进行运动监测和指导服务。通过对受试者进行为期12周的运动管理和健康教育，筛选出适用于各类疾病患者的有效运动处方，从而构建慢性疾病患者运动处方库，摸索出一套适合本地区的慢病运动管理模式，为运动干预常见慢性疾病提供理论基础和实践依据。具体实施步骤如下。

第一步：患者招募及分组。对招募的三种慢性病患者进行筛查，通过病史采集和运动前问卷调查对受试者进行危险分层，分为低、中和高危人群。危险分层中属中、低危人群和经医生同意进行运动锻炼的高危人群，在签署知情同意书后，纳入项目管理。招募的符合条件的慢性病患者，根据实际情况分成远程指导和现场指导两个组。

第二步：项目开展。为每位受试者，根据其自身的身体素质、体力活动水平、对运动项目的喜好等开具个性化的精准运动处方。远程指导组要求受试者在指导人员带领下现场完成 1 次训练课，并学会利用心率（可借助运动手环）和主观疲劳感觉监测运动强度。之后发放运动手环和运动日记，并建立微信群，每周由指导员联系受试者，记录其锻炼情况。现场指导组由研究人员现场对受试者的每次训练进行指导，并记录每周运动处方执行情况。

第三步：效果评价。通过现场或远程运动指导使受试者按照处方完成规定时间的干预之后，对其进行回访测试，比较干预前后受试者形态学、身体素质、体力活动水平、血管机能、糖脂生化等指标的差异，以及各指标在对照组和运动组中变化率的差异。

4. 以家庭医生签约为契机，实现慢性病个性化运动干预。五星街道社区卫生服务中心通过不断的摸索和实践，初步形成了一套运动管理模式，并将运动干预纳入慢性病患者的健康管理家庭医生签约服务包。患者可以通过点单的方式自由选择个性化签约服务内容，家庭医生签约呈现出多元化、多样化。

三、成效

1. 慢性病运动干预项目探索出不同慢性病有效的运动干预方法。本次慢病运动干预项目共征集参加运动干预的早期 2 型糖尿病、高血脂、超重肥胖三类慢性病志愿者 290 人，通过个性化的精准运动处方指导进行为期三个月的慢病运动干预。对比分析研究，参与项目的患者体质健康指标均有不同程度的改善。

（1）超重肥胖组出勤率达标并参加复测的有 106 人，37% 的受试者体重达到正常标准，94% 的受试者体重、体脂有明显改善。

（2）高血脂组出勤率达标并参加复测的有 58 人，13% 的受试者血脂指标恢复正常，90% 的受试者血脂有改善。其中总胆固醇平均下降 0.20 mmol/L，甘油三酯平均下降 0.36 mmol/L，高密度脂蛋白平均升高 0.16 mmol/L，低密度脂蛋白平均降低 0.77 mmol/L。

（3）血糖异常组出勤率达标并参加复测的有47名，34%的受试者恢复正常，86%的受试者血糖明显改善。空腹血糖平均降低0.82 mmol/L，最大改善幅度为2.77 mmol/L。

2. 运动健康指导门诊的个性化运动处方在慢性病患者管理中得到更好的运用。近两年，参与个性化家庭签约的居民中有1 325人选择了运动干预项目，越来越多的慢性病患者认识到运动干预对慢性病管理的重要性，并切身感受到个性化运动处方对慢性病管理的有效性。

四、思考

近年来，医疗和体育领域工作者对慢性疾病运动干预进行了广泛深入的研究，但是，在基层社区开展慢病运动管理工作尚存在许多问题亟待解决，如针对不同地区人群的慢病发病特点制定合理的健身指导方案、简单易行的评估与服务体系等仍处于探索阶段，且目前实施的慢性病患者运动管理模式及人才贮备仅适用于小人群。因此，探索建设基层运动健康促进服务平台，筛选出适用于各类疾病患者的有效的运动处方，构建慢性疾病患者运动处方库，摸索出一套适合本地区的慢病运动管理模式，为运动干预常见慢性疾病提供理论基础和实践依据，从而建立起适合本地区基本公共卫生服务慢性病患者管理的运动干预模式，显得尤为紧迫。

我区通过体医融合，不但提高了慢病健康管理服务水平，更促进了家庭医生签约服务的开展，推进了国民体质健康监测数据的成果转化，为全民日益增长的科学健身指导需求提供了基本公共卫生服务供给，同时不断提升居民健身意识和健身素养，倡导居民养成健康文明的生活方式，从而切实提高了全民的生活质量。

作者：柏欣晖　崔艳丽
单位：常州市钟楼区五星街道社区卫生服务中心
常州市钟楼区疾病预防控制中心

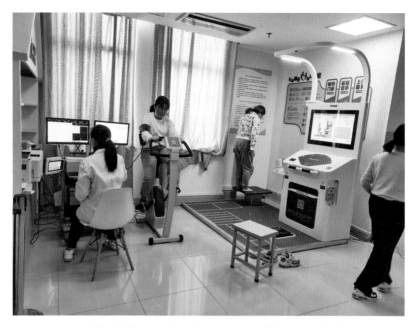

五星街道社区卫生服务中心运动干预慢性病项目体测

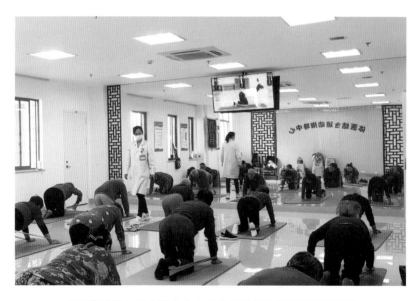

五星街道社区卫生服务中心运动干预慢性病项目干预现场

"健康管家"管健康，社区群众得实惠

一、背景

大量新市民的涌入及城市化居住方式，让基层医疗卫生机构面临巨大的服务压力，同时由于常住新市民对公共卫生服务缺乏认识，使得社区医务人员开展上门卫生服务、慢性病随访等工作时普遍面临"门难进、事难做"的问题。所以，新北区疾控中心、河海街道及社区卫生服务中心共同着力探索在城市社区居民中有效实施慢性病三级防控的方法，通过创建"社区健康管家"卫生服务管理模式，为基层慢性病规范化管理提供了可借鉴的经验。2014年，常州市新北区河海街道全面推行"社区健康管家"卫生服务管理模式，为社区群众健康提供就近、贴心的服务，取得较好的效果。

二、主要做法

（一）"健康管家"人员资格及工作形式

人员资格："健康管家"由全科医生担任，培训合格后竞选上岗。要求为责任心强，想做事、会做事、能做事，且具有一定社会工作经验的医务人员，家住所管社区的为首选。

工作形式：根据社区数量成立健康服务团队，每个团队由2名全科医生、2名护士和1名公卫医生组成。每个健康服务团队选派1名责任心强、业务水平精的医务人员作为"健康管家"。在社区便民服务中心设立卫生服务窗口、卫生服务站，"健康管家"上午在卫生窗口工作，下午开展现场服务或上门服务。其日常工作由社区便民服务中心考核管理，业务由健康服务团队指导，整体工作量及服务质量由社区卫生服务中心进行绩效考核。

（二）"健康管家"及团队工作职责

"健康管家"负责所属社区全体居民的健康管理、咨询、指导等卫生服务工作。健康服务团队定期或预约后到社区提供社区医疗服务。团队长负责所辖社区内病情不稳定患者、重症患者向上级医疗机构转诊，上级医疗机构转诊患者的院内康复，达到家庭康复要求的患者及时转给"健康管家"进行居家康复指导。团队成员协助其进行跟踪服务。

（三）"健康管家"主要服务内容

1. 卫生政策宣传、卫生相关信息咨询服务。

2. 基本公共卫生服务：城乡居民健康档案管理、健康教育，老年人、高血压患者和 2 型糖尿病患者、孕产妇、0～6 岁儿童健康管理服务，重性精神疾病患者管理服务等。

3. 家庭康复指导。

4. 双向转诊服务。

5. 恶性肿瘤患者随访。

6. 指导或参与全民健康生活方式行动。

7. 协调开展专家义诊、健康咨询进小区。

8. 突发事件的了解、报告及简单处置。

9. 五小行业协管。

10. 爱国卫生运动等。

（四）"健康管家"服务形式（5 个"一"服务）

1. "一"个固定的就近服务点。在社区便民服务中心窗口设固定的卫生服务窗口，开展咨询、疾病管理、监测等卫生服务。

2. 统"一"形象。在服务中心窗口服务时统一着装、挂牌；外出服务时，骑统一配发的自行车，携带统一的服务包（内配相应的服务器具），着统一的工作服，并挂牌服务。

3. 统"一"信息公示。在社区便民窗口、社区宣传栏、小区宣传栏、楼道口等居民易涉及场所，张贴统一的"健康管家"告示牌（照片、姓名、电话、服务内容）；上门服务时可发放统一制作的名片（联系卡）；公示监督投诉电话。

4. 坚持"一"个不变的联系方式（固定手机号）。统一配发健康管理手机，选定一个手机号为该社区固定的卫生服务电话号，医生换了，手机更新了，居民仍可通过该联系号码找到本社区的"健康管家";手机保持 24 小时开机。

5. "一"个固定的服务时间。每个工作日上午在社区便民服务中心窗口工作,下午开展现场服务或上门服务,节假日等非工作时间提供电话咨询服务。

（五）"健康管家"装备配备及保障

1. **社区便民服务中心**。街道在社区便民服务窗口配备电脑（可上网）、身份证读卡器、扫描枪、打印机、固定电话等。如河海街道社区卫生服务中心在卫生服务室（区）配备身高体重仪、腰围尺、血压计、听诊器、血糖仪、宣传资料架、健教影像设备等。

2. **配套工具**。定制工作服;统一发放手机,手机号为该社区固定的卫生服务号;定制自行车,并装配统一标志;定制工作包,内配上门或现场所需的常用工具,如血压计、听诊器、血糖仪、腰围尺、健康管理手机等。

（六）"健康管家"考核及相关管理要求

1. **计算工作量**。河海街道依据"健康管家"所管社区的常住人口,参照国家、省、市、区各级各类工作要求,综合江苏省或常州市相关疾病的发病率,推算出各"健康管家"的全年工作量。

2. **制定考核标准**。河海街道社区卫生服务中心依据新北区《基层卫生机构绩效考核细则》的要求,制定包含服务数量指标、综合效率指标、核心质量指标、社会评价指标的考核标准。

3. **"团队＋健康管家"考核**。河海街道社区卫生服务中心负责成立考核小组,每月对各健康团队及"健康管家"进行考核。"健康管家"的考核成绩纳入团队的总体考核中,但团队总体考核成绩不影响"健康管家"的考核。

4. **制定操作手册**。依据国家相关规范及各级技术要求,针对"健康管家"所涉及的工作范畴,制定各项工作的具体操作要求,形成《健康管家操作手册》。

5. **制定管理制度**。制定"健康管家"的工作职责,包括窗口服务、现场服务、上门服务、社区工作安全、手机及自行车使用等的管理制度。

6. **人员待遇**。依据绩效工资管理模式,采用基础性工资加奖励性绩效的方式。通过推算全年工作量及全中心人均收入水平,估算出基础性工资。将日常服务工作按实际操作所需的劳务费进行折算,每月通过区基本公共卫生系统的数据进行核算,实现"计件式绩效"。

三、工作成效

1. **工作质量提升**。对高血压、2型糖尿病患者的适量运动、规律服药、饮食控制、BMI值管理等进行科学干预,给予个性化健康教育指导,从而降低居民慢性病主要危害因素水平,提高居民高血压和糖尿病患病知晓率、治疗率和控制率水平。随着"健康管家"管理模式的推行,河海街道辖区范围内的慢性病患者(高血压、2型糖尿病)健康管理率由2013年的41%上升到2016年80%,规范管理率由2013年的81%上升到2016年的95%,控制率由2013年的58%上升到2016年的70%。

2. **工作效果明显**。项目实施不仅提升了居民对"健康管家"的认知度和认可度,还加速了各项工作的推进和落实,尤其是在重点人群的管理工作上,能获得真实信息、实现规范管理,进一步促进了慢性病三级防控工作的实施(一级预防:"健康管家"是社区的卫生工作员,积极推进社区健身广场、健身活动中心等健康支持环境的建设,带领社区健康生活方式指导员引导居民科学健身;通过健康知识讲座及咨询活动,提高居民强体防病的意识。二级预防:为居民提供更便利的血压、血糖监测等服务;根据患者实际情况,加强对高危人群和高危家庭的关注,一旦发现异常,及时联系团队医生进行诊断,制定个体化方案;早期发现慢性病患者,并纳入规范管理。三级预防:对控制效果不好或症状体征较重的患者,通过健康团队转诊至综合医院进行规范治疗,治疗结束主动联系街道医院安排康复治疗,符合居家康复的给予指导、上门服务等)。

3. **工作措施便民**。群众反响好,满意度高,工作落到实处。新型城市新居民多,开展卫生工作"门难进、事难做","健康管家"模式具有医生相对固定、就近服务、有公示牌等特点,居民容易认同和接受,使卫生部门能更好地掌握辖区内居民健康状况,了解居民所关注的健康危害因素,有针对性地开展一些干预措施。居民可在家门口享受基本公共卫生服务的同时,"健康管家"还会帮助其联系上级医疗单位进行转诊。群众满意度由2013年的80%上升到2016年的96%。

4. **多方受益**。推进街道、社区整体建设。基层社区行政服务人员事务繁杂,"健康管家"为街道、社区承担部分卫生相关工作,指导、帮助社区组织开展各类居民健康促进活动,使卫生部门同基层行政部门建立起"互联互通、互帮互助"的工作机制,推进了健康和谐社区建设。卫生计生部门在群众中获得较高认同,社区卫生服务中心能较好地实施国家基本公共卫生服务项目，健康管理团队能顺利完成上级规定的服务项目任务，"健康管家"能较好地完成绩效考核任务，同时也能获得居民的认同，实现自我价值。广大居民能获得较好的卫生服务，提高自身健康水平。

四、思考

"社区健康管家"卫生服务模式，使广大居民享受到便捷的卫生健康服务，探索了新城市新居民在经济社会快速发展条件下新的健康管理和卫生服务模式，实现了保护居民健康、预防疾病的目标，为便民、惠民的基层卫生服务改革提供了有益经验。下一步，我区将根据各个街道的实际情况，探索社区"健康管家"管理模式的推广。同时将继续建议政府加大投入与支持力度，提升全科团队服务能力，健全技术指导，优化团队绩效考核及分配举措，制定并大力推进政府健康管理行动规划，明确社区在健康管理中的角色，推进以社区为基础的慢性病防治规划。

作者：张　友　郑蜀贞
单位：常州市新北区疾病预防控制中心

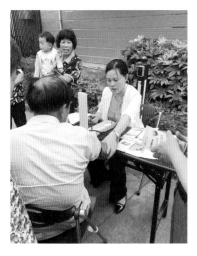

健康管家社区测血压1

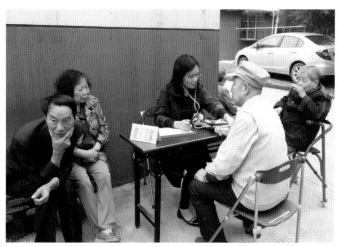

健康管家社区测血压2

"零距离"医养结合服务模式探索

一、背景

人口老龄化是社会发展的重要趋势，也是今后较长一段时间我国的基本国情。随着社会的发展，不但老年人口比例持续增加、总体基数增大，还伴随着增长快、空巢老人增多的特点，而老年人对养老服务的要求也从"吃饱穿暖"转为高品质、高质量，特别是在医疗服务需求方面，更加凸显了养老服务的需求与政府无法满足的矛盾。

荷花池街道社区卫生服务中心服务范围涵盖 9 个社区，服务人口 6.2 万人，其中 60 岁以上老年人达 1.2 万人。老年人是慢性病就诊最频繁的群体，而患有高血压、糖尿病等慢性病的老年人，每个月到医院就诊开药是一件大事，特别是高龄、失能半失能老人，需要多位家属陪伴，更加"困难重重"。中心基于解决老年人养老、就诊等问题，探索了老年人机构养老、居家养老的"零距离"医养结合模式。

二、主要做法

"医疗零距离，就在你身边"很好地诠释了中心"与您最近，和您最亲"的服务理念，让群众对中心的医疗养老服务没有距离感。2016 年 12 月，荷花池街道社区卫生服务中心与幸福天年老年公寓合作，作为常州市首批医养结合的试点单位，开创了常州市第一家真正意义上的"零距离"医养结合服务模式单位，同时拓展了互联网＋医疗服务，为社区老人提供安全、规范、连续、便捷的养老医疗服务。

（一）联营合作，机构养老"零距离"

1.医疗服务"零距离"。幸福天年老年公寓提供一楼 300 ㎡ 作为中心门诊用房，开设全科和中医门诊，三楼 1 400 ㎡ 作为中心的综合、康复病房，开设床位 50 张。养老公寓为康复病区的病人提供生活护理、用餐、护工等服务，既解放了家属，也让病人得到了优质的照护服务。中心为老年公寓入住老人提供集预防保健、疾病治疗、慢病康复、长期护理、转诊服务于一体的 24 小时闭环整合型医疗保健服务。养老公寓及时将需要治疗的老年患者转到楼下的中心医疗康复病区，中心医疗康复病区及时分流已经康复的老年患者回楼上的养老公寓，形成了"楼上养老，楼下看病"的紧密型双向闭环式医养服务。

2. **双向联动"零距离"**。为推进老年人健康管理工作的有效开展，中心和养老公寓建立例会制，积极发挥综合协调作用，多次召开医院相关部门和人员的协调会，进行资源合理化、精准化分配，形成由上而下、统一规划、分工负责、整体推进的"零距离"工作格局，将慢性病防治的要求与管理理念深入到双方的管理层，并行之有效地贯彻执行。

（二）互联网＋医疗，居家养老"零距离"

1. **健康管理"零距离"**。社区居民可通过签署糖尿病精细化管理、老年人中医康复等健康服务包，享受饮食运动、自我管理、心理干预、健康教育、并发症筛查、药物治疗等健康服务。同时中心可根据老人情况制定个人健康管理方案，并大力宣传疾病预防、卫生保健、卫生法规等知识，充分发挥医务人员在慢性病防治工作中的引导与促进作用，对居家老人和家属进行"零距离"健康管理。中心定期为尚可自理的老人提供慢性病防治系列健康讲座，还组织幸福天年的护工们参加养老照护培训以及卧床病人照料手法等相关技能培训等。形式多样的知识讲座，使健康教育工作和慢性病管理更接地气。

2. **预约诊疗"零距离"**。为满足居家老人的医疗护理需求，中心整合医疗、康复、养老和护理资源，开通微信小程序功能社区，实现预约诊疗"零距离"服务。居民可通过手机微信小程序，实现个人健康档案查询、预约上门诊疗、预约送药上门、在线支付等移动式点单服务，同时为社区 65 岁以上中度、重度失能和病愈后进入康复期的老人提供深度护理、心理慰藉、上门巡诊、家庭病床等基本服务，基本解决居家老人的医养结合问题，让老人们在家养得安心、养得省心。

3. **工作方法"零距离"**。中心创新"四心四一"居家养老服务法，推进医养结合服务提档升级。一是尽心建立一本信息台账。老人可根据不同需求选择家庭医生，签订家庭保健服务协议，分类建档。二是用心提供一个个性化服务方案。

我中心为老年人提供个性化服务方案，并及时向其家人提出预警和建议。三是爱心成立一支家庭医生服务队伍。中心成立专门的家庭医生居家养老服务队，为老年人提供健康上门服务。四是诚心搭建一个家庭医生服务平台。中心开设绿色通道服务，提供帮助联系专家会诊、转诊，以及协助办理特殊检查和住院手续等服务。

三、工作成效

（一）创新试点、提升满意度

中心将健康促进服务指标纳入整体医疗质量管理，进一步提高了医疗服务质量和全民健康素养水平，将纯粹的医疗服务融入文化服务，将文化活动与医养结合有机结合，使康复医学在老年公寓得到充分利用，养老生活质量得到明显提高，医养结合服务获得了良好的社会效益。从 2016 年康复病房开设以来，已经累计为 2 653 位入住老人提供了医养结合的服务，尤其是幸福天年老年公寓入住老人享受到了"小病不出门、慢病有人管、住院在楼内"的三大福利，赢得了入住老人和家属的一致赞誉。满意度由开始的 86% 提升到 98%。

（二）运用科技、提高便捷率

中心推广"互联网＋医疗健康＋养老"服务模式，不断增强人民群众的健康获得感。"互联网＋"模式的运用，是双赢理念的体现，中心秉持服务理念，旨在方便群众、推动居家养老服务。微信小程序的点单式服务曾接到身在澳大利亚的女儿为独居在常州的父亲下的紧急医疗需求订单，中心安排医务人员上门服务，圆满解决了独居老人的医疗需求。女儿身在国外，还可以视频看到家庭医生上门的情景，非常满意中心的贴心、暖心服务。自 2019 年 7 月底微信小程序预约功能开通以来，共为 928 位老人提供了服务。"零距离"医养结合的推广，使群众对中心的满意度明显提升，由原先的 76% 提升到 92%，预约服务范围由辖区扩散到全市区域。

（三）做实做优、扩大影响力

"零距离"医养结合的探索和实践，在促进中心发展的同时也提升了知名度。2017 年，中心借助常州市第一人民医院的优质医疗资源，与常州市第一人民医院老年科结成医疗联合体共建专科。2018 年，中心成为省级慢阻肺孵化基地。

2019 年，中心被确认为省级老年综合病孵化单位，荣获"江苏省健康促进医院"称号。我中心副主任王雪霞的论文《医养融合创新服务模式的几点体会》在全国医院健康促进学术交流征文活动中荣获优秀论文奖。中心多次接待国家卫健委和江苏省卫健委领导调研医养结合项目，多次接待兄弟城市卫健部门 / 老龄部门的参观交流。中心 2020 年获得"江苏省基本公卫服务健康教育优秀案例"的荣誉，2021 年获得"江苏省老年友善医疗机构优秀单位""家庭医生签约创新服务单位"的称号。

四、思考

五年多来，荷花池街道社区卫生服务中心和幸福天年养老公寓合作开展的"零距离"机构养老，实现了医疗机构牵手养老机构建立医养联盟，打通了养老机构与医院之间资源割裂的状态，通过"有温度"的养老服务和"零距离"的医疗服务，形成了"医中有养、养中有医、医养结合"的养老服务新格局，形成双赢甚至多赢的局面。同时对于居家养老"零距离"模式的摸索，也是对新形势下满足老年人养老需求的一个有效探索和实践。但是在实践过程中，基层医疗单位的人力需求也受到严峻考验。下一步，我们将在优化医疗机构人才队伍结构、合理分配医疗资源、加强人才培养等方面进行探索。

作者：王雪霞　崔艳丽
单位：常州市钟楼区荷花池街道社区卫生服务中心
常州市钟楼区疾病预防控制中心

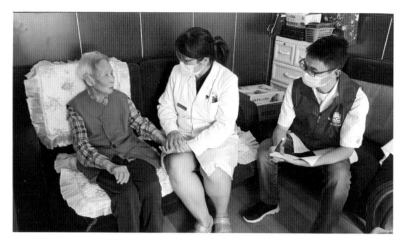

荷花池街道社区卫生服务中心幸福天年老年公寓医养融合之
入住老人随访管理

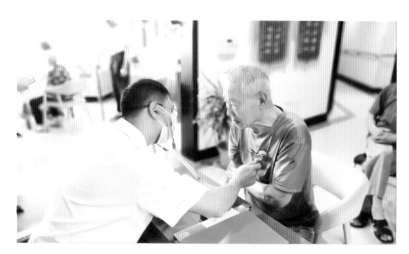

荷花池街道社区卫生服务中心幸福天年老年公寓医养融合之入住老人体检

乡村文旅融入健康新元素，
健康促进实现新发展

一、背景

自卫生部办公厅《关于开展全民健康生活方式行动的通知》（卫办疾控发〔2007〕189 号）发出以来，溧阳市政府高度重视，积极开展全民健康生活方式创建大行动。其中，为创建慢病综合示范区而开展的健康小屋建设就是健康支持性环境建设的一项重点工作。2013 年，溧阳市成功创建省级慢病综合防控示范区，截止至 2021 年底，累计建立健康加油站／健康小屋 26 处。近年来，各地健康小屋面临监测人群固化、单一及设施维护资金、管理人员短缺等问题，部分已不能正常运行或运行效果不佳。如何推动健康加油站／健康小屋长效发展成为当下健康支持性环境建设的重要课题之一。

2018 年，我市 1 号公路成功贯通，这是江苏省首批旅游风景道。它又名"彩虹路"，全长 365 km，对内连接 312 个自然村、220 多个乡村旅游景点、60 多个美丽乡村和特色田园乡村试点村、23 个新型功能性驿站。其中，功能性驿站是 1 号公路沿线集休憩、购物、咖啡、餐厅、文化等多功能于一体的旅游休闲设施，"健康驿站"正是在这种背景下应运而生。

2019 年，我市以省级慢病示范区 5 年复审为契机，以"健康加油站"为创意模板，在 1 号公路沿途的风景道服务设施中的"功能性驿站"的基础上，增添健康新元素，赋予文旅性质的"功能性驿站""健康"的功能。卫健部门与交通、旅游等部门联合打造"1 号公路健康驿站"，将慢病宣教阵地以及健康支持性环境向边缘、向乡村延伸，辐射域外居民，扩大健康教育受众范围，借力乡村文旅，提升慢病综合防控示范区的内涵和质量。

二、主要做法

1. 组织和保障措施

2018 年，由政府牵头，召开市卫健、交通、旅游、财政等四部门的联席会议，就依托溧阳 1 号公路，将健康元素与红色文化、茶文化、客家文化、传统村落文化等特色文化有机结合起来，在实现服务沿途村民、增创致富机遇，振兴乡村旅游发展的"实力担当"的同时，秉承习近平总书记"绿水青山就是金山银山""没有全民健康，就没有全面小康"的讲话精神，推进慢性病防治关口前移，助阵慢病防控示范区的建设，推动我市居民乃至游客进行自我健康管理，提升全民健康素质，打造幸福健康溧阳，加快促进城乡融合发展、一体发展、均衡发展，形成共识。

会议决定成立健康支持性环境建设提升工程领导小组，明确各部门工作职责，并组建了办公室（设在市疾病预防控制中心），制定了年度工作计划，明确了 1 号公路健康驿站建设工作的重要性和必要性。市交通旅游部门负责提供健康驿站建设所需的场所以及兼职管理人员；市财政负责保障健康驿站建设所需的红外电子身高体重仪、全自动电子血压仪、血糖仪等自助检测设备的采购及运输、宣传资料的印刷以及版面制作等经费；市卫健部门负责健康驿站的布局设计，提供慢性病防控宣传内容、资料的印刷，宣传画廊的制作，负责培训兼职管理人员以及技术指导，后续设备的维护，宣传版面的更新等。

2. 实施流程

（1）精心选址：我市卫健、交通、旅游、财政等四部门组成调研小组，多次分赴 1 号公路主要的 23 处功能性驿站实地勘察，最终确定在 5 处功能性驿站（驿站的空间、人流量均满足健康小屋的建设标准）实施健康驿站的试点工作。

（2）软硬件保障：一是健康驿站的内部布置。在原有 5 处功能性驿站建筑母体内，根据各自建筑特点，按照健康加油站的设置标准，投放红外电子身高体重仪、全自动电子血压仪等自助检测设备，并配有使用说明图解、注意事项、检测结果的正常值参考范围、基础的健康指导或建议；摆放健康教育宣传架，提供方便居民和游客取阅的健康生活方式宣传材料以及宣传各种常见慢性病如高血压、糖尿病、骨关节炎、冠心病、脑卒中、慢阻肺等知识的材料；展示并赠送限盐勺、限油壶、腰围尺、膳食宝塔模型等健康支持工具；摆放设置健康小贴士如"三减三健"，倡导健康的工作和生活方式，向各位居民以及游客宣传慢性病防治知识，使他们既可以在旅途中得到休憩，又可以增加对于慢性病防控知识的了解，从"以治病为中心"向"以预防为中心"转变，真正将维护健康的"金钥匙"交到百姓手中，让百姓成为自己健康的主人。二是健康宣教阵地拓展建设。在5处功能性驿站建筑外围的亭台楼阁、人行走廊等原有硬件设施上设置有关"三减三健"、慢性病防控知识等内容的宣传画廊，在游乐场所增设体重指数转盘等硬件设施，让居民和游客在了解革命历史、不忘初心的同时，感受到特别的健康文化；在农家乐亲手摘下满满的果实、在茶园体验茶文化的同时，感悟到有健康才有幸福；在神女湖、爱情小路留下爱的宣言的同时，领悟到只有健康生活才能够享受生活、与爱人白头偕老。三是对兼职管理员进行专业知识培训，并点对点进行业务指导。市疾控中心组织慢性病防治专业人员对功能性驿站工作人员开展高血压、糖尿病、"三减三健"、"四大基石"等知识的科普，以及对检测设备的使用、信息登记等内容进行集中培训，使驿站工作人员初步具备兼职管理健康驿站的服务能力。另外，每处健康驿站由1名慢病专业人员每月1次蹲点开展业务指导，确保健康驿站的正常、规范运行。四是指示标牌的运用。交通部门在功能性驿站外围醒目处设置指示牌，提醒、引导居民和游客来此，提高健康驿站的使用率。

三、取得成效

1. 慢性病综合防控机制得到有效落实

慢性病综合防控是要全社会各部门共同推进的系统性工程，溧阳市由政府牵头，各相关部门通力配合、各司其职、各负其责，依托"1号公路"的旅游资源，建设"健康驿站"，形成了齐抓共管的良好局面，将慢病宣教阵地以及健康支持性环境向边缘、向乡村延伸，辐射域外居民，扩大健康教育受众范围，提升慢病综合防控示范区的内涵和质量，使"政府主导、社会参与、部门协作"的慢性病综合防控工作机制得到有效落实。

2. 慢性病防治关口前移，助力健康

依托网红"1号公路"，借助"功能性驿站"，布局"健康驿站"，推行自助检测和健康宣教，引导广大居民和游客开展自主健康管理，指导大众改变不良

的生活行为，提高健康知识水平，增强健康保护意识。"健康驿站"的运行对居民自我健康管理、慢性病防控、促进健康生活方式形成起到积极的推动作用。

2019—2021年，5处"健康驿站"已为本地及周边县市游客免费开展自助检测和健康宣教30余万人次，其中本地游客10余万人次。3年来，在5处"健康驿站"登记的既往无高血压诊断史、户籍类型为本地常住居民的血压高值人群达24 631人，按各镇（街道）卫生院管辖区域下转到基层医疗机构的22 526人，同意建立慢性病高危人群档案并接受健康干预的15 457人，管理率达68.62%。通过"健康驿站"的健康宣教，尽量让大众知道健康人群怎样继续保持健康、亚健康人群怎样控制危险因素、疾病人群怎样治疗疾病并预防相关并发症，从而延缓慢性病的发生和发展。

3.居民体验满意，更关注健康

2021年，溧阳市疾控中心调查人员在每处健康驿站对5 000位（5处共25 000位）居民和游客就健康驿站的配置、运行、满意度等进行问卷调查。问卷调查分析显示，90.6%的居民和游客认为建设健康小屋很有必要或者有必要，居民和游客对健康加油站的总体满意率为78.8%。健康驿站让更多的居民和游客关注了健康，改变了不良生活方式。

四、思考和探索

我市在慢性病综合防控上充分发挥政府主导作用，采取部门协作联动机制，突破健康小屋建设在社区卫生服务机构、乡镇卫生院等的局限性，依托1号公路，以美丽乡村和特色田园乡村建设为契机，以"健康加油站"为创意模板，将慢性病健康教育、健康支持性环境建设与全域旅游有效融合，促进公众提高健康知识水平，掌握健康生活技巧，养成健康文明的生活习惯，践行健康生活方式。在"健康驿站"运行过程中，我们也发现了一些问题，比如信息需手工进行登记、未能与本地公共卫生信息系统联网、检测设备单一等。下个阶段，我市将积极探索"数据＋智能管理"模式，让健康加油站与溧阳市基层医疗信息平台实现互联互通，对发现的慢性病高危人群主动开展登记和跟踪管理。同时，利用我市丰富的旅游资源和很大的旅游人流量，在天目湖、南山竹海等旅游景区内的景点、酒店、宾馆等现有场所或设施融入健康新元素，营造良好的慢性病健康教育氛围，给大众提供了一个防病治病的路径，提高广大居民和游客的健康素养水平，使人们保持健康生活习惯，为建设健康中国打下了坚实的健康基础。

作者：刘建平
单位：溧阳市疾病预防控制中心

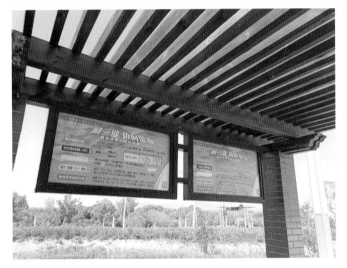

1 号公路融入健康新元素，为健康加油之健康画廊

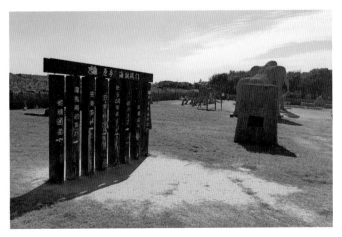

1 号公路融入健康新元素，为健康加油之原乡花海挑战门

为群众办实事，帮老人拄好防跌的"拐"

一、背景

"为群众办实事"是党史教育的重点任务和关键环节，也是检验党史学习教育成效的重要标尺。早在 2016 年，习近平总书记就作出重要指示：要坚持党委领导、政府主导、社会参与、全民行动相结合，推动老龄事业全面协调可持续发展。十八大以来，我国老龄化速度不断加快，第七次全国人口普查数据显示，江苏省 65 岁以上老年人口占比 16.2%。我市伤害监测系统报告显示：每年我市 65 岁以上老年人跌倒造成的伤害约占该年龄组全部伤害病例的 40% 左右，远高于其他原因所导致的意外伤害。同时，年龄越大，跌倒导致的死亡风险越高，还有数量更为庞大的伤残发生。由此可见跌倒作为老年人伤亡的首要原因，跌倒干预工作意义重大，是老龄事业的重要组成部分，亟须采取有效手段加以重点干预。我市市委、市政府一直以来高度重视老年人健康工作，始终关爱老年人身心健康。2018 年，在市党建引领下，全市启动老年人跌倒干预项目，开展一系列干预工作，助力我市老年人摆脱跌倒威胁，享受健康老年生活。

二、具体做法

（一）党旗为引领，夯实工作基础

老年人跌倒干预项目是苏州市健康城市"531"行动计划的重要组成部分，我市根据《基于社区的预防老年人跌倒管理小组干预效果研究项目方案》以及《苏州市老年人跌倒干预项目实施方案》的相关工作要求，结合我市实际，由市卫健委牵头，制订了"党建+"基础上的 "防老年人跌倒"专项干预方案，落实专项工作经费 20 余万元。项目以党员先锋为骨干，坚持到群众中去、到实践中去，听民声、察民情、访民意，全面了解群众所思所盼，组织开展了一系列的基线调查，充分掌握了我市老年人跌倒的主要现状及影响因素，为后续有的放矢、精准干预老年人跌倒打下了基础，确保了项目工作的顺利实施和圆满完成。

（二）党员为先锋，坚定工作思路

市疾控中心发动全市各卫生单位的党员志愿者积极参与项目工作，邀请国内伤害防控领域、骨科临床治疗领域等方面的专家，传授防跌核心知识及防跌技能，培养了一支专业的防跌倒社区干预队伍，填补了张家港市在伤害干预领域的空白。各位党员同志积极发挥先锋带头作用，走进社区、走进家庭，与群众面对面、心贴心，扎实细致地推动老年人家居环境评估及改造工作。期间，共向全市老年人发放小夜灯、防滑地垫、手电筒、肌力训练弹力带等跌倒干预工具共计 4700 余件，评估家居环境 518 户，建设防跌倒示范家庭 50 户，建设香山公园、大新湖公园等防跌示范场所 2 处。通过现场勘察走访以及改造外环境和居家环境，有效减少了因环境原因导致的跌倒，也使跌倒发生的后果得到了最大程度的降低。项目采取集中民智、反映民意来部署各项决策，更好地满足了人民日益增长的美好生活需要，是真正为群众办实事，保障了老年人的身体健康。

（三）社区为阵地，拓展工作范围

市疾控中心始终以各级党组织为工作的坚强后盾，充分发挥市、镇、村三级网络的工作优势，依托镇卫管中心和社区卫生服务站，在全市 10 多个社区组织开展防跌倒自我管理小组、八段锦健身气功现场教学等活动，并组织、参与各级各类健身气功活动和比赛。通过组织集体讨论学习、开展集体锻炼活动，号召社区群众互帮互助、分享心得，有效提高了防跌倒技能的掌握程度，提升了我市老年人对跌倒干预工作的参与度和认可度。

三、成效

（一）干预效果"好"

我市干预工作覆盖全市 9 个镇（区）近 60 个社区。为了评估干预效果，2020 年 10 月，我市对接受过干预工作的老年人进行问卷调查，共完成 1 555 人次的有效填写，充分评估了我市老年人目前的跌倒主要现状及核心知识知晓率。调查结果显示，干预后人群跌倒发生率较基线调查有明显下降（基线调查为 13.68%，干预后为 7.78%），防跌倒核心知识知晓率有较大提高（基线调查为

60.26%，干预后为 75.66%），证明我市的相关措施取得了较好的干预效果，验证了老年人跌倒干预的可行性。

（二）社会反响"大"

工作开展以来，我市充分利用广播、电视及微信等开展大众倡导活动，营造预防老年跌倒的社会氛围。相关的工作内容在张家港新闻、张家港交广电台、今日张家港 APP 等媒体上均有广泛报道。项目以民意为导向，精准施策，在示范家庭及场所改造过程中添置了沐浴椅、安全扶手、四头拐杖、助行器、小夜灯、防滑地垫等防跌倒工具，有效减少了老年人跌倒发生的可能，体现了为群众办实事的真心真情，这一"惠民生，办实事"的干预项目收获了来自群众的一致好评和纷纷点赞。

（三）干预团队"精"

三年来，我市通过开展"党建 +"系列能力建设活动，整合资源，积极引导社会组织参与预防老年跌倒工作。将一批基层卫生工作者培养为专业的社区跌倒干预专家，帮助其掌握预防跌倒的各类知识技能，并以点带面，在全市组建了一批预防跌倒的自我管理小组。通过小组定期活动交流，使跌倒预防的知识技能得到了更为广泛的传播。

（四）部门合作"多"

为了做好老年人防跌倒的干预工作，市疾控中心积极走出去、学进来，认真吸取浙江省疾控以及上海社区的优秀干预管理工作经验，邀请苏州市、浙江省的专家来港指导，力求将老年人跌倒干预这项较新的工作做好做实。项目开展过程中，卫生部门与体育部门、社会养老机构、景区管理机构、广告设计公司、社区卫生服务中心等进行了积极而富有成效的沟通和合作，确保防跌倒示范场所的顺利建设、示范家庭的规范改造。在传播防跌倒技能时，特别邀请苏州市健身气功协会技术部主任以及我市武术协会秘书长等专家开展专业指导，确保八段锦健身气功得到科学有效的普及。

四、思考

民生无小事，枝叶总关情。党的十九大提出实施健康中国战略，强调人民健康是民族昌盛和国家富强的重要标志。"积力之所举，则无不胜也；众智之所为，则无不成也"。老龄事业是建设健康中国的重要支撑，也是我市卫生系统"学党史，为群众办实事"的重要体现。

以本次跌倒干预项目为契机，我市将进一步学习与借鉴，以党建工作为引领，牢记为人民健康保驾护航的使命和责任，多措并举、深耕细作、精准高效地深入开展跌倒干预工作，扩大工作覆盖面，持续进行防跌示范场所创建及家居环境改善，降低跌倒的发生率，维护老年人健康生活。坚持为群众办实事办好事，做到与群众"有福同享、有难同当，有盐同咸、无盐同淡"，通过一件件实事实干来赢得群众的拥护，让党心民心凝聚得更加紧密，让"民生实事"落地开花、温润人心。

作者：邱　晶

单位：张家港市疾病预防控制中心

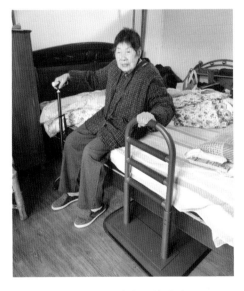

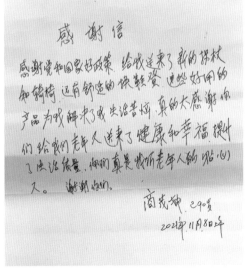

防跌倒示范家庭环境改造　　　　　预防老年人跌倒项目获得居民的表扬和认可

信息化"纤绳"助推慢性病综合防控

一、背景

　　慢性病综合防控是一项多领域共同参与、"包罗万象"的工作，急需一条"高速公路"将各"散装"工作"串起来"，提升防控效率的同时增强整体防控效果，产生"1+1 > 2"的整体效应。2010 年以来，张家港市累计投入 4 980 万元实施区域卫生信息化建设和"医疗便民一卡通"工程，以"市民卡"为载体，以居民电子健康档案为核心，建成了区域卫生信息平台，利用信息化技术将基本医疗、高危人群筛查、健康体检、慢病监测和规范化管理、双向转诊整体"串起来"，实现了医疗和公卫的体系融合，形成了信息共享、互联互通的工作机制，慢性病综合防控工作真正形成了一个"紧密体"。

二、主要做法

　　1.电子健康档案"活建活用"，奠定慢病信息化管理的基础。电子健康档案建设的目的就是为了应用，而张家港在务实应用方面进行了有益探索，主要做法是应用好"360°电子健康档案浏览器"。一是向公众开放。通过政府的"市民网"向市民全面开放，并通过报纸、电视等传统媒体和互联网新媒体，广泛宣传电子健康档案的作用，提升知晓率。二是注重实用，对市民最感兴趣的检验和检查信息实时采集，实时推送至电子健康档案。市民可以通过手机 APP 或者浏览器实时查阅到报告，提升了电子健康档案的利用价值。三是推动调阅。通过取消手写病历，全面实现门诊就诊信息数字化，医疗信息完整进入健康档案，检验检查报告实时共享等措施，提高医生诊断时查阅电子健康档案的积极性。四是支撑公卫业务。老年人、慢病体检等业务开展全部由电子健康档案系统进行支撑，体检开展均以健康档案为本底，建档和体检相结合，先有"档"再体检，体检结果必须入"档"。

与时俱进，把电子健康档案引入家庭医生签约和分级诊疗等工作，进一步把电子健康档案打造成支撑各项业务的重要基础。五是构建互联网服务。建立电子健康档案"微"服务，并把标准统一的"微"服务提供给合格的第三方应用，拓宽电子健康档案服务的渠道。目前，健康服务注册人数超 20 万人，覆盖了 20% 以上的户籍人群。2017 年，张家港市在全国率先通过国家医疗健康信息互联互通标准化成熟度五级乙等测评，成为全国首个达到国家最高等级的县级市。电子健康档案的"活建活用"和"互联互通"，奠定了信息化"纤绳"的基础。

2. 按"两步走"分阶段建设，慢性病监测与管理系统稳定、高效、可靠。我市的慢性病监测与管理系统历经多年建设，按"两步走"稳步实施，实现由纸质慢性病报卡到基于 HIS 系统开展慢性病报告的跨越式发展。

"第一步"：2011—2016 年。我市慢性病监测及管理系统于 2011 年正式投入使用，全面摒弃了之前手工纸质填报的模式，实行防保科医生在线报卡→疾控中心审核分派→社区卫生服务中心审核分派→社区卫生服务站核实并纳入管理的报告模式，整个报病流程双向互通，任何一个环节审核报卡有问题，均可逐级退回进行修正完善。信息化报告的全面实施，大大提高了慢病报卡在"医院－疾控－基层医疗卫生机构"三级管理网络之间流转的效率，实现了全市慢病监测与管理工作的第一次飞跃。但是，此阶段临床医生还未有效参与慢病报告，各医院主要由防保科医生开展慢病病例的搜集与上报，难免会出现漏报、错报、多报等现象，对全市慢病报告数据库的准确性产生一定影响。为有效解决此问题，把临床医生全面引入慢病报告流程，我市于 2017 年启动慢病系统的"第二步"建设。

"第二步"：2017 年起，我市在一级以上医疗机构全面推行基于 HIS 系统开展慢性病强制报告工作，市卫生计生委专门下发了《关于全面推行 HIS 系统实现传染病及慢性病监测报告工作的通知》。对于院内已有 HIS 系统的医疗机构，全面启动实施系统对接，开展报病功能模块建设；对于院内还没有 HIS 系统的医疗机构，统一使用卫生计生委提供的"医疗云"系统。截至目前，全市 28 家慢性病责任报告单位中已有 27 家开展基于 HIS 系统的慢性病强制报告工作，覆盖率达 96.43%。各责任报告单位根据自身实际，进一步完善了门急诊、住院、医技检查科室（检验、病理、影像、内镜等）的病人的信息项目，实现了病例主要信息自动抓取、重复病例自动过滤、新发病例住院强制报告、门诊提醒报告、报卡内容强制完善等功能，大大减轻了临床医生的报卡时间，提高了临床医生参与慢病报卡的依从性。同时，各责任报告单位以此为契机，陆续修订完善了院内慢性病报告管理制度，明确了临床医生和防保科医生报病的工作职责和各项奖惩制度，以"信息化"和"行政推动"两个抓手进一步完善了整个慢病报告流程。全市慢性病报告工作由此进入各级各类医务人员共同参与的"全面信息化"阶段，慢病报卡的效率和质量实现了再次提升。

3. 慢病临床诊疗和公卫管理无缝衔接，双向转诊"实时化"。慢病患者纳入社区卫生服务站常规管理后，如何根据患者的病情控制情况开展针对性的管理，如何实施高效的"双向转诊"，如何让"公卫"和"医疗"相辅相成、无缝衔接，都成为需要解决的现实难题。我市创新建立"医疗服务云""公卫服务云"等云应用系统，覆盖所有一级公立医院，包括20家民营医院、9家社区卫生服务中心、212家社区卫生服务站，推动了医疗健康信息的共享化、基层卫生管理的数字化。通过横向打通业务节点，不同服务属性的医疗健康云实现了信息互通、功能互动。全科医生通过"服务云"可以开处方、写病历、完成诊疗服务，也可以开展健康档案管理、慢病管理、老年人管理等公共卫生服务。通过电子健康档案，将市民的医疗服务信息和公共卫生服务信息整合在一起。医生在诊疗时，可以跨院调阅病人的就诊信息，还可以查看公共卫生服务信息，以全方位掌握市民健康情况，辅助医疗决策。在进行公共卫生服务时，可以参考医疗服务信息，有助于为市民提供更全面的健康指导建议。当病人病情出现变化、需要上转时，可以在系统中实时转诊。通过居民身份证号码，患者信息跟着健康档案一起流转，所有慢性病监测及管理信息均及时推送至患者电子健康档案，形成上下级联动的诊断管理模式，使慢性病的监测及后续管理工作无缝衔接，为建立"小病在社区、大病到医院、康复回社区"的就诊模式奠定了技术基础。

4. 信息化助推"三高"人群筛查。为及早控制我市"三高"人群的危险因素，减少高血压、糖尿病和血脂异常的发生和发展，按照慢性病高危人群的判定标准，根据"张家港市区域健康信息平台"中的健康档案、日常诊疗、健康体检等记录，信息系统自动、智能发现"三高"高危人群，第一时间推送给社区医生，以建立高危人群专项档案，开展随访管理。通过系统整合和互联互通，我市成功将社保退休人员体检、老年人健康体检、企事业单位职工体检等工作进行有机整合，进而用以掌握我市与慢性病相关的高危人群情况，并对其进行适宜的技术指导，控制超重、肥胖、血压、血糖、血脂等水平，将防治关口前移，降低发病率。对发现的"三高"高危人群，针对存在的高危因素进行健康管理，提供膳食、运动和心理平衡等健康生活指导，提高高危人群的慢性病知识知晓率和自我保健意识。

三、成效

通过多年建设，我市区域卫生信息平台打通了医生工作站和疾病管理系统，实现了慢病从诊断到纳入管理的全流程互联互通，慢病建档周期从两个月缩短到一天，全面提升了服务和管理效率。信息系统推行以来，全市脑卒中患者管理人数由 2012 年的 1.54 万人提升至 2019 年的 4.26 万人；冠心病患者管理人数由 2012 年的 0.89 万人提升至 2019 年的 1.81 万人；恶性肿瘤患者管理人数由 2012 年的 0.72 万人提升至 2019 年的 1.82 万人；高血压患者管理人数由 2012 年的 13.1 万人提升至 2019 年的 13.8 万人，规范化管理率达到 66%；糖尿病患者管理人数由 2012 年的 2.7 万人提升至 2019 年的 4.2 万人，规范化管理率达到 69%；血压控制率由 2012 年的 40.82% 上升至 60%；血糖控制率由 2012 年的 35.14% 上升至 42%。高血压、糖尿病等管理对象平台双向转诊 30 463 人次。目前纳入高血压、高血糖、高血脂"三高"高危人群管理的共 251 892 人，2019 年随访管理 158 711 人。

通过全面推动一站式预约及信息化转诊，结合家庭医生签约"优惠服务包"及电子健康卡，全市实现了健康档案、检验检查报告"一键查询"，医疗、保健、检查等服务"一键预约"，医生和患者之间"一键沟通"，医疗急救"一键呼叫"，医疗费用"一键支付"，让群众切切实实享受到健康信息化带来的方便、快捷。双向转诊信息系统在投入使用后，服务人次增长迅速，远程会诊服务量从每年 200 多例上升至近 3 万例，基层信息系统日均服务超万人。

四、思考

慢性病综合防控涵盖项目多、覆盖面广，且服务连续性要求高，而信息化融入可以让慢病防控更加精准、紧密，满足患者、医生、医院的多方需求。建立政府主导、部门协作，以及医联体为依托、信息化技术为支撑、家庭医生签约服务为抓手的慢性病医防融合管理模式是未来的形势所趋。利用人工智能"武装"社区医生，用互联网＋连接医生和患者，用大数据提供精准的健康服务，可以有效地提升基层医疗卫生机构的慢性病诊疗和管理能力。

　　下个阶段，我市将进一步提升信息系统的"智能化"，收集整理慢性病健康大数据，有效分析和评估各类慢病高危人群和患者的危险因素，为他们制定个性化、针对性的干预方案，重点强化自我健康管理意识，建立有效的跟踪和评估系统，及时有效监控健康状况，进一步降低发病率、致残率和致死率，为居民健康保驾护航。

作者：李　凯

单位：张家港市疾病预防控制中心

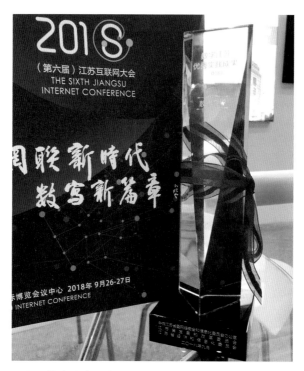

"全民健康信息平台助推慢病防控"获评数字江苏优秀实践成果

结对帮扶，搭起东西部健康桥梁

南通位于江苏省中部、长江入海口北岸，四季分明，温和宜人。崇川是南通的主城区，自古有"崇川福地"的美誉。崇川人居环境一流，是著名的长寿之乡、教育之乡、体育强区、文博之城。拥有一山一水两个风景名胜区。

一山即国家 4A 级景区狼山风景区，是极佳的观江胜地，以山水田园风光著称，是佛教八小名山之首，佛教文化已有一千四百多年历史。

一水即国家 5A 级景区濠河，犹如一条翡翠项链，环城三十里，距今有千余年的历史，是国内仅存的四条古护城河之一。

环濠河拥有包括中国第一所公共博物馆——南通博物苑在内的 19 座博物馆群。

全区总面积 234 km²，人口 120 万，下辖 15 个街道、2 个省级开发区、1 个省级高新区，2021 年全区地区生产总值、一般公共预算收入分别达到 1 631.54 亿元和 126 亿元。

一、工作背景

东西部扶贫协作是党中央、国务院为加快西部贫困地区扶贫开发进程，缩小东西部差距，促进区域经济协调发展做出的一项重要战略决策。2016 年 12 月，中共中央办公厅、国务院办公厅印发《关于进一步加强东西部扶贫协作工作的指导意见》，明确江苏省结对帮扶陕西省。2017 年 10 月起，江苏省南通崇川区与陕西省汉中市佛坪县建立结对帮扶关系，实施携手奔小康行动。

崇川区自 2014 年创建成"国家级慢病综合防控示范区"以来，始终坚持"政府主导、部门协作、全社会参与"的慢病综合防控机制，不断巩固建设成果，打造慢病防控品牌，走出了一条具有鲜明特色的健康崇川之路。

佛坪县贫困人口建档数据显示，因病致贫、返贫的贫困户占贫困户总数的近一半，其中因慢病致贫所占比重较大，以慢病综合防控为重点的健康扶贫的意义更显重要。事关脱贫质量、事关百姓福祉，崇川、佛坪两地党委政府深刻认识到健康扶贫工作的重要性、艰巨性和紧迫性，将健康扶贫和健康佛坪建设作为攸关脱贫攻坚成败、决胜全面小康的重大政治任务进行部署。

崇川区组织辖区优秀的党员干部和卫生健康专技人员奔赴佛坪，以慢病综合防控为重点，开展精准健康扶贫行动，助力健康佛坪建设，在东西部地区之间搭起了一座健康桥梁，有效提高了西部贫困人口的健康水平和慢病自我管理能力，为西部贫困人口与东部人民一道迈入全面小康社会提供了健康保障。

二、工作实施

1. 坚持党建引领，扛起时代使命，锻造健康扶贫的强有力队伍

崇川区由区委书记担任组长，亲自率队赴佛坪县共同商定协作帮扶的目标任务和着力重点，区卫健委积极谋划扶贫策略并深入实施健康扶贫精准方案。

崇川区派驻佛坪县的苏陕扶贫协作工作组成立临时党支部，将政治立场坚定、党性观念强、协调能力好、工作经验丰富的同志选为临时党支部书记，定期开展活动。同时，崇川、佛坪两地组织部门商定，援佛党员干部同时参加挂职单位主题党日等党员活动。党员同志的凝聚力、战斗力、创造力不断提升，发挥了先锋模范带头作用，带动援佛所有同志以高度的责任感投身到脱贫攻坚行动中，打造了一支思想过硬、能力过硬、作风过硬的扶贫挂职"铁军"，让党旗飘扬在东西部协作健康扶贫一线。两地党员组织生活的融合，也有力转变提升了佛坪党员干部对健康扶贫、健康融万策等理念的认识。

援佛同志深入佛坪县基层乡镇卫生院调查研究，了解佛坪基本公共卫生服务特别是健康教育与健康促进、慢病管理等工作开展的现实情况，以及健康佛坪建设情况，健康扶贫、陕西省"健康八大行动"开展情况，细致梳理存在的问题，经认真分析研究，提出针对性的改进措施并进行技术指导。

针对基层医务人员理论水平不高、实践能力不强等问题，援佛同志组织开展了多次以社区健康促进、慢病规范化管理为主要内容的业务培训，并在佛坪卫健系统培训工作中首次引入培训效果评价机制，提高培训实效，有力提升了基层健

康扶贫服务的能力和水平。

同时，邀请佛坪县派员赴崇川实地参观调研健康崇川建设、健康生活方式指导员管理、健康支持性环境建设等工作。从佛坪选派专业技术骨干赴崇川进修，学习交流崇川慢病综合防控的理念、技术和经验，着力为佛坪打造一支能力强、留得住、能战斗、带不走的卫生健康人才队伍，为慢病综合防控的"崇川经验"在佛坪健康扶贫中的应用奠定了良好的基础。

2. 坚持健康优先，实施共建共享，大力推进健康佛坪建设

根据佛坪县的具体情况，援佛同志和当地同行一起努力，以解决因病致贫、因病返贫问题为重点，参考了大量文献，收集、汇总、分析、测算了相关数据，完成了15000余字的《健康佛坪2030规划纲要》及5000余字的纲要编制说明。这为全面推进健康佛坪建设，规范和指导全县卫生与健康事业发展提供了指导；为编制当地的健康领域规划，制定健康政策，以及党委、政府履行相关职责提供了重要依据。

援佛同志先后多次为机关部门、乡镇领导进行健康佛坪创建标准解读以及"将健康融入所有政策"策略理论培训。作为主讲人，在佛坪县委组织部举办的"佛坪发展大讲堂"上，以"坚持健康优先战略，共建共享健康佛坪"为主题，向全县广大干部开展普及健康生活、优化健康服务、完善健康保障、建设健康环境、发展健康产业、推动健康融入万策、全方位和全周期保障人民健康的讲座。援佛同志将师生作为重点人群，为全县所有中小学、幼儿园教职工300余人开展题为"用健康创造一所学校"的学校教师健康教育技能培训。

健康扶贫和健康佛坪建设工作均对健康支持性环境建设提出较高要求，援佛同志通过实地了解，结合佛坪实际，指导建设有佛坪特色的健康支持性环境，如东岳殿健康步道、佛坪老街健康教育一条街、健康文化长廊等，特别是金山健康主题公园，创造性地将健康四大基石"合理膳食、适量运动、戒烟限酒、心理平衡"与齐聚佛坪的"秦岭四宝"有机融合，相对应地设置了合理膳食区（大熊猫）、适量运动区（金丝猴）、戒烟限酒区（羚牛）、心理平衡区（朱鹮），在陕西省级调研时得到专家的高度好评，并一致同意将此创意作为陕西省健康促进优秀案例进行整理上报。

援佛同志全力以赴支持佛坪开展健康佛坪建设。援佛同志对全县健康机关创建单位逐个上门，进行"一对一"创建督查指导，提高了全县健康机关创建工作水平；对健康促进医院创建工作进行培训，推动卫健系统开展健康促进医院建设，指导县人民医院规范设置吸烟区。

3. 坚持便民惠民，精准健康扶贫，开展多种疾病的筛查和干预

江苏在全国最早开展骨质疏松高危人群健康促进项目，崇川区又是江苏省最早开展骨质疏松高危人群健康促进项目的三个区县之一，项目已开展十多年，具有较好的基础。援佛同志根据佛坪本地高盐饮食及钙质摄入不足等习惯生活方式，主动对接南通市疾控中心及崇川区疾控中心，从南通协调超声骨密度仪到佛坪，在贫困人群中开展骨质疏松高危人群筛查工作，累计筛查40～79岁人群近800人，对筛查出的贫困高危人群进行了多场次专题科普宣传、健康指导以及送钙片活动。此项工作在汉中市乃至陕西省均是首次开展。相关筛查数据显示佛坪骨质疏松高危人群比例要远高于崇川，在此基础上，东、西部人群骨质疏松对比研究也已经被申报为南通市级科研课题，为持续开展项目干预打下了坚实基础。

崇川区充分发挥南通市口腔医院是区属三级口腔专科医院这一优势，在总结崇川区多年儿童窝沟封闭经验的基础上，在佛坪启动"健康口腔 健康成长——关爱儿童口腔窝沟封闭"公益行动，帮助儿童从小养成健康的口腔习惯，促进身体全面健康。崇川区已先后派出13名口腔方面专家和医务人员参与对口支援，并捐赠了5台牙椅、2台洁牙机支持全县口腔健康综合干预项目实施。

4. 坚持预防为主，强化健康教育，有效减少因病致贫、因病返贫

预防是最好的治疗，健康意识至关重要。健康扶贫最重要的就是要提升健康素养水平，帮助群众建立良好的健康习惯与生活方式，让他们不得病、少得病、晚得病，最大程度地减少因病致贫、因病返困的概率。援佛同志主动向苏陕办、佛坪县卫健局领导提出苏陕扶贫协作"壹＋壹"健康公益巡讲建议。县扶贫办牵头，县卫健局、县教体局、县红会等联合下发通知并组织开展巡讲活动。苏陕扶贫协作"壹＋壹"健康公益巡讲已累计在乡镇、学校、企事业单位开展巡讲30余场，重点围绕健康"四大基石"、"三减三健"等，为近万名山区群众传播健康生活方式理念，有力地提升了佛坪县居民的健康素养水平。

援佛同志针对佛坪高油高盐饮食习惯，联系对接南通市疾控中心，共同制作包含控油壶、限盐勺、腰围尺、漱口杯等在内的健康四件套大礼包3000套，发放给佛坪登记在册的贫困人口，以倡导"三减三健"；编印苏陕健康扶贫协作"三减三健"核心信息6种共计12万份；联系对接南通大学公卫学院，组织青年志愿者深入山区对贫困儿童开展"健康扶贫青春行"活动。

三、工作成效

1. 慢病管理的规范性显著提高

（1）全县开展多轮基本公卫业务培训，镇、村公卫人员受训覆盖率达到100%，基层慢病防控能力明显提高。

（2）高血压管理率由 2017 年的 29.38% 提高到 2020 年的 32.90%；糖尿病管理率由 2017 年的 17.66% 提高到 2020 年 23.05%。

（3）全县贫困户家庭医生签约实现"应签尽签"。

2. 居民健康素养水平显著提升

（1）苏陕扶贫协作"壹 + 壹"健康公益巡讲行动辐射全县所有乡镇近 1/2 人口。

（2）城乡健康素养水平由 2017 年的 8.7% 提升至 2020 年的 16.8%。

（3）开展骨质疏松高危人群筛查干预、儿童窝沟封闭等工作，填补全县空白，大大提升了当地居民的骨骼健康水平和口腔健康水平。

3. 健康扶贫成效显著

（1）协作期间，累计减少贫困人口 2 481 户 7 604 人。

（2）健康帮扶工作实现了由"输血式"扶贫向"造血式"扶贫的转变。

（3）为苏陕扶贫协作、东西部协作提供了宝贵经验，树立了"佛坪模式"。

4. 大卫生、大健康理念初步形成

（1）佛坪县各部门将健康融入万策意识进一步增强。

（2）佛坪创成陕西省健康促进示范县。

（3）佛坪积极创建慢病综合防控示范区。

四、工作思考

1. "崇川经验"助力健康佛坪建设取得了一定成效。但健康扶贫既是攻坚战，也是持久战，还需要进一步完善对口帮扶协作机制，坚持问题导向，瞄准薄弱环节，科学谋划，全面启动全方位、宽领域、精准化健康扶贫项目。

2. 全面脱贫后，国家从"东西部扶贫协作"升级到"东西部协作"，面对形势任务发生的新变化，深化健康帮扶需要适应新形势、开启新篇章。

3. 因为新冠疫情，一些帮扶项目工作开展基本停滞，也未进行效果评价，需要思考疫情防控常态化条件下如何正常推进健康帮扶。

作者：穆海祥
单位：南通市崇川区疾病预防控制中心

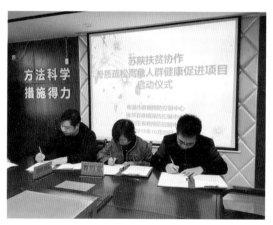

骨质疏松高危人群健康促进项目签约

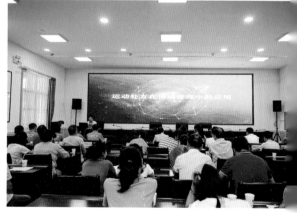

南通专家到佛坪开展慢病相关理论培训

党员变身"五大员"，
让慢病防控深植千家万户

灌云县伊山镇昌河社区着眼于"没有全民健康就没有全面小康"的战略高度，把慢病防控既作为社区党支部增进民生福祉的实事工程，又作为社区党员服务居民的示范工程，创新实施健康社区打造与社区党建提升相融合的行动计划，把党员变身为慢病防控"五大员"，既筑牢了慢病防控最后一公里，更使慢病防控深入千家万户，取得了较为显著的阶段性成效。

一、起因背景

昌河社区辖 4 个居民小区、3 100 户、1.1 万名常住居民，社区拥有 52 名党员、5 个特色党支部和 21 个楼栋党小组。由于地处县城核心区，人口居住密度大、流动性较强、从事行业复杂，给慢病防控工作带来了"两多一缺"的实际问题。一是老年慢病患者多。65 岁以上常住人口 393 人，高血压患者 211 人，糖尿病患者 67 人。二是流动租住人口多。常年流动人口在 2 000 人左右，房屋出租户 500 多户，不利于及时掌握居民的健康信息。三是医疗卫生资源缺。没有社区卫生服务室，公共卫生服务项目缺乏有效落实载体。

对此，昌河社区以健康社区建设为总目标，以强化党员主体作用为主抓手，从 2012 年起，创建实施社区党建提升与健康社区建设高度融合的"嵌入式"工作模式，从而有效地把社区广大党员变身为健康知识宣传员、健康教育辅导员、健康生活指导员、健康运动组织员、健康随访管理员，构建起以党支部为主导、党小组为主体、广大党员为主力的"三为主"健康社区创建机制，凝聚起强大的慢病防控合力。

经过几年的实践探索，昌河社区慢病防控"五大员"特色做法不断完善，初步形成了贴合社区实际、比较成熟配套、可以复制推广的"一定责、双联手、三包保、五大员"的工作样板。

二、具体做法

（一）党员靠身"一定责"，构建目标化制度规范

按照普通党员在居住地发挥作用的党员管理办法，围绕《灌云县创建国家慢性病综合防控示范区工作实施方案》和《健康社区建设标准》，对标党员变身防控"五大员"要求，分别制定每个党员在健康社区建设中的"责任清单""任务清单""项目清单""问题清单"和"奖惩清单"，压实靠身责任，明确序时标准，严格问责问效，确保党员"五大员"职能作用得到充分发挥。

（二）支部共建"双联手"，构建一体化协作机制

昌河社区党支部与伊山镇中心卫生院党支部结对联手共建、社区党员与卫生院党员结对联手互帮，把创建健康社区目标与卫生院实施公共卫生服务项目相衔接、与落实慢性病防控任务相对接，社区党支部与卫生院党支部建立联席例会制度、党员建立集中活动日制度和定期联合学习培训制度，形成了双方支部工作运行全方位、全覆盖、全过程的合作共建机制。通过双方联手共建，既让卫生院及时掌握社区居民健康信息和慢病防控举措的落实推进情况，及时发现解决问题，又让社区党员通过卫技专业人员的培训帮带，及时有效学习掌握健康知识技能，更好地服务居民。

（三）慢防进区"三包保"，构建多元化服务体系

"一包保"，即社区党支部包保负责健康书屋、健康宣传栏、健康文化长廊、健康运动设施和场所建设，以及乒乓球、羽毛球、广场舞等健身团体的组建、管理和活动组织；"二包保"，即卫生院党支部包保负责制定健康社区创建计划、开展健康知识讲座、培训社区党员骨干，以及开展肿瘤宣传周、世界无烟日、全国高血压日、联合国糖尿病日等重点健康主题宣传日的咨询和义诊活动；"三包保"，即党小组和党员分别包保居民小区与居民户，特别是包保老年人及高血压、糖尿病等慢病患者重点人群家庭，使慢病防控更加精准、更有时效、更具规范。

（四）落实到户"五大员"，构建精准化防控网络

把健康社区建设嵌入社会治理网格，党员在对应网格中当好"五大员"，即

健康知识宣传员，到户到人宣讲发放健康宣传资料；健康教育辅导员，定期不定期地进行健康知识讲座，每年每户至少覆盖一次；健康生活指导员，把限盐勺、控油壶、BMI 尺等健康支持工具分发到户，劝导居民禁烟、控盐、控油、减糖，改变不良生活习惯；健康运动组织员，组织居民开展各类健身运动，并选派优秀选手参加各级健身比赛；健康随访管理员，对老年人和高血压、糖尿病等慢病患者重点人群进行日常跟踪随访管理，实现专业化超前干预、规范化精细管理和人文化贴心服务。

三、主要成效

经过不懈努力，昌河社区先后被评为市级先进基层党组织、网格化社会管理先进社区、省级城市管理示范社区、省级健康社区（全县第一个），成为全县慢病综合防控的引领标杆。

一是全体居民健康素养水平显著提高。社区居民健康知识的知晓率、普及率、覆盖率明显提高，禁烟、"两控一减"和健身运动等健康生活方式已经和正在昌河社区全面养成。社区居民对血压、血糖知晓率由 2013 年的 62.28% 和 63.87%，分别提升到 2020 年的 98.13% 和 96.2%；全体居民健康素养水平由 2013 年的 10.42% 提升到 2020 年的 28.2%。

二是重点人群健康管理质量显著攀升。2020 年，社区老年人健康体检率达 89.06%，高于全县平均水平 16.02 个百分点；高血压患者管理任务完成率 100%，规范管理率 85.31%，分别高于全县平均水平 12.62 个和 20.58 个百分点；糖尿病患者管理任务完成率 100%，规范管理率 89.55%，分别高于全县平均水平 17.41 个和 23.98 个百分点；老年人、高血压和糖尿病患者满意度达 95.42%、95.75%、97.01%，实现了高效高质高标准的精准管理。

三是慢病综合防控长效机制显著完善。变卫技专业人员单一防为卫生、社区、党员、市民和社会"五位一体"的综合自防群防联防，既强化了防控力量、整合了防控资源，更凝聚成了防控的强大合力。特别是"上门随访难"，这个长期困扰慢病患者健康管理的难题，因党员"五大员"的参与协助，居民对基层医护人员的信任度明显增强，重点人群健康管理的依从性实现了质的提升。

四、启示思考

剖析昌河社区党员"五大员"推进慢病防控的探索实践，尽管仍需不断完善提升，但对做好新时代新征程的慢防工作也具有诸多积极有益的启示。

启示之一："事业成败，关键在党"，必须把党建引领作为首要之举。

昌河社区的实践深刻告诉我们，只有借助和依托居住地党组织的号召力、组织力、战斗力，特别是充分发挥居住地党员的先锋模范作用，慢病防控才有坚强的保证。在新的征程上，我们要大胆探索医卫专业机构党组织与居住地党组织共建共创的新路子，把慢防更加紧密地融入党的建设，以党建引领大创新推动慢病防控大提升。

启示之二："基础不牢，地动山摇"，必须把夯实基础作为重中之重。

昌河社区的实践再次证明，村社既是慢病防控的主阵地和最前哨，更是慢病防控的重点难点，前哨阵地失守，必将满盘皆输。在新的征程上，我们必须要始终不渝地聚焦聚力村社这个最基础的单元细胞，整合资源，集中要素，关口前移，力量下沉，以基层基础大加强支撑慢病防控大跨越。

启示之三："群防联防，百魔难侵"，必须把依靠群众作为根本之策。

昌河社区实践的核心在于通过党员"五大员"作用的发挥，有效地把广大市民动员组织起来，从而构建起自防、群防、联防的防控体系，形成慢防的强大合力，这也是灌云成功创建国家慢病综合防控示范区最基本、最根本的经验所在。在新的征程上，我们要始终坚持以人为本，既要积极教育引导群众，更要放手发动群众、充分依靠群众，以群众内生动力大激发促进慢病防控大嬗变。

作者：严春华

单位：灌云县疾病预防控制中心

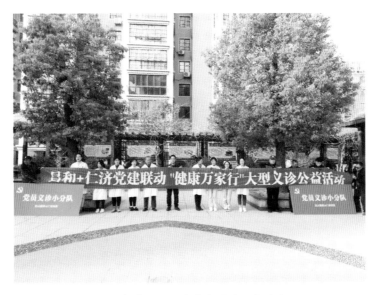

2020 年社区＋医院党建联动义诊活动

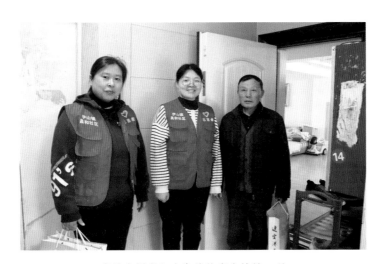

党员志愿者入户发放健康支持性工具

建立党建工作助力慢病综合
防控协作机制的初步探索

一、背景

　　慢性病已成为威胁人类生命和影响生存质量的主要健康问题。东海县委、县政府高度重视群众的健康，将慢性病防控与党建工作有机结合，充分利用党员先锋模范作用，要求以卫健系统党员为主力军深入乡村，为广大群众送医、送药、送知识，用行动、知识带领广大群众开展慢性病防控，有效提高广大群众的健康水平。

二、主要做法

1. 开展"党员健康大篷车"活动

　　为落实县委、县政府"党旗飘扬在基层"活动，解决广大群众"看病难、看病贵"的实际问题，结合慢性病已成为威胁群众生命和影响生存质量的主要健康问题的现实，东海县将慢性病综合防控工作与党建工作有机结合，开展"党员健康大篷车"活动。东海县2011年开通了"党员健康大篷车"，2017年县委组织部开展了"党旗飘扬在基层"活动，深入开展"两学一做"专题教育，经县卫健委党委研究决定进一步在全县范围内开展"党员健康大篷车"活动，针对慢性病的特点派遣医疗队，要求派出的医生具有中级以上技术职称，配备医疗大篷车、血压计、心电图、B超等常规检查设备及各类常规药品，进村入户，以慢性病人、老年人为服务重点，开展以义诊、捐赠药品为主要内容的"党员健康大篷车"活动。通过"党员健康大篷车"活动的开展，为广大贫困村民送医、送药、送知识，解决农村贫困群众就医难问题，同时宣传普及卫生防病知识，提高防病治病意识，努力提高人民群众的健康水平。

现在"党员健康大篷车"这一做法已常态化，以往的"搞活动"已变成日常工作的一个重要组成部分，群众亲切地将"党员健康大篷车"称为"流动的医院"。东海县人民医院的"党员健康大篷车"已开进了本县全部346个行政村全部，为超过20万名患者提供了免费医疗服务，直接为群众节省检查费400多万元，发放免费药品近40万元，减免医疗费用32万元。为了做好做优"党员健康大篷车"品牌，东海县人民医院一直遵循"专家跟车原则"，每次都安排一定数量的"晶都名医"随车出诊，并统筹安排数百名医护人员，围绕"一户不落、全面覆盖"的目标，提前将"党员健康大篷车"活动安排时间、地点等服务内容向群众公告，方便更多的人获得高质量的义诊服务。2017年，该院更是斥资近500万元，购置了一辆集健康医疗、健康体检、健康教育、健康促进、体质监测、远程会诊六大功能于一体的医疗车。全县21家乡镇卫生院均按照县卫健委党委的要求组织开展"党员健康大篷车"活动。

2. 利用党员冬训时机开展慢性病防控健康教育

为了提高广大党员的思想理论水平和实践能力，紧扣冬训"强基惠民"主题主线，县委宣传部每年均成立东海县党员冬训宣讲团，并邀请卫生部门专家作为宣讲团成员，开展疾病防治健康教育，在认真学习党的方针政策的同时把健康知识传播给广大党员，让广大党员再把健康知识传播给群众。

为增强党员的防病意识、有效控制慢性病增长，卫健系统专业人员精心制作了慢性病防控课件，播放慢性病防控相关视频，为各位党员详细讲解了高血压、糖尿病等常见慢性病的流行状况、危害和防控方法，指出生活中普遍存在的一些误区，提出了科学合理的养生和保健建议，呼吁大家要从自我做起，做自我健康管理的第一责任人，培养健康的生活方式，同时进行适度的体育运动，保持良好的心理状态，并将健康知识在群众中传播。

3. 组织多系统党员志愿者开展慢性病防控工作

东海县委利用"'双城'同创 青春助力"、创建全国文明城市提名城市暨卫生（健康）城市等多个契机，组织党员志愿者开展慢性病防控活动。

县委宣传部、组织部、政法委、县人大、县政府等多部门组织东海县党员、志愿者集中进行服务活动，鼓励青年人勇立时代潮头、争做时代先锋、奉献青春力量、担当青春之责，激励全体党员干部和广大志愿者发挥示范带头作用，更好地助力全国文明城市提名城市和卫生（健康）城市创建。

卫健、市场监管等系统的党员志愿者到农贸市场、公共场所、超市、餐饮等场所张贴禁烟标识、宣传控烟知识，组织居民开展"拒绝烟草"签名仪式等活动、"健康东海，全民健身行动""倡导健康生活方式、共建共享健康东海"等行动，号召广大居民从自我做起，培养健康的生活方式，预防慢性病的发生。

三、工作成效

在县委、县政府的号召下，全县 46 611 名党员能够率先垂范，带领广大群众开展健康生活方式。监测显示东海县人群超重和肥胖率由 48.41% 降至 47.9%，体育锻炼率由 35.18% 增加至 52.1%，吸烟率由 26.74% 降至 18.58%，饮酒率由 32.12% 降至 9.4%，慢性病危险因素在持续下降。

四、思考和探索

高血压、糖尿病等常见慢性病的防控是一项艰巨的工程，在各类慢性病常规社区管理的基础上，我县近年来不断探索，以期不断拓宽慢病防制的覆盖面、不断前移慢病防制的阵地、持续满足人民群众日益增长的卫生服务需求。

通过日常的汇报、工作，县委、县政府的领导认识到慢性病综合防控的必要性，能够将慢性病防控工作与党建相结合，充分发挥广大党员的先锋模范、榜样作用，带动广大群众积极参加慢性病防控活动，使受益的群众更加广泛。

作者：吴同浩
单位：东海县疾病预防控制中心

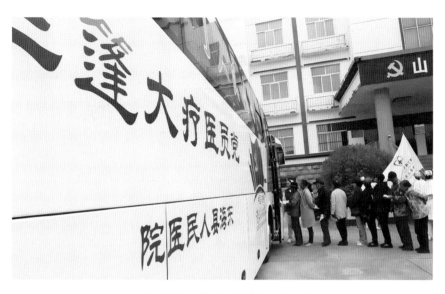

"党员健康大篷车"免费为群众服务

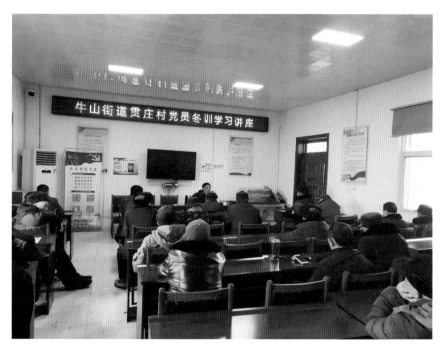

党员冬训期间卫生健康专业人员进行慢病防治知识宣讲

党建助力，网格管理，
为家庭医生签约服务提供组织保障

一、背景

  赣榆区地处江苏省东北部，东靠黄海，北临山东省日照市，西临山东省临沂市，下辖 15 个镇 424 个行政村，总面积 1 514 km²，常住人口 96.47 万人。全区共有医疗卫生机构 713 家，其中直属医疗卫生机构 6 家、乡镇卫生院 24 家、民营医院 7 家、门诊部 6 家、诊所 14 家、校医室、街道及村级医疗卫生机构 655 家。

  根据党的十八大以来会议精神和习近平总书记系列重要讲话精神，为加强党对家庭医生团队服务工作的领导，积极引导委机关、区镇医疗机构、各个专科联盟、村医中党员的力量，充分发挥家庭医生和基层医疗机构中的党员干部在签约服务中的主导作用，推动落实基本公共卫生服务项目，促进分级诊疗制度建立，近年来，赣榆区积极推进党建引领，党员助力家庭医生签约服务、促进社区慢性病防控工作，取得了一定成效。

二、具体做法

  1. 将机关领导列为签约服务包干责任人，发挥号召引领作用

  区卫健委党委出台文件，成立以党委书记任总政委、主任任总队长、党委成员任支队长的党建助力家庭医生签约服务领导小组。委直属单位负责人和委科长以上负责人 24 人任分队长，分组包镇，做到每家乡镇卫生院均有一名卫健委党员干部负责联系地方党委政府，协调相关部门开展家庭医生签约服务工作，充分发挥党组织的号召引领作用，推动家庭医生签约服务各项措施的落实，让广大群众享受到签约服务政策。各乡镇党委政府也高度重视家庭医生签约服务工作，安排三套班子成员和片长分片包村，协助卫健委做好家庭医生签约服务宣传、动员、督导等工作，进一步推动家庭医生签约服务在全区范围内的有效落实。

2. 将区级党员医务人员编入家庭医生团队，发挥先锋模范作用

抽调区级党员业务骨干 134 人（含委机关、区人民医院、区中医院、区疾控中心、区妇保院、区精神病防治院等单位）成立党建助力家庭医生签约服务帮扶团队，分队开展指导，做到每个家庭医生团队均有一名区级党员医务人员。充分发挥党员医务人员的先锋模范作用，配合各乡镇卫生院建立区镇两级医疗卫生机构联动、镇村社区网格化覆盖的机制，确保签约工作强力推进。

全区 24 家乡镇卫生院共组建健康服务团队 134 个，每个团队分别配备镇级临床医师、公卫医师、护士各 1 名和乡村医生 1～2 名。服务团队以区级医疗技术资源为支撑，以乡镇卫生院为主体，通过将区、镇、村党员干部编入家庭医生服务团队，合理确定服务数量和服务区域，实行网格化管理。此外注重发挥乡村医生的作用，以乡村医生为网格长，按照乡镇卫生院健康管理团队人员划片包村、乡村医生包户包人的原则，与签约居民建立稳定的契约型服务关系。

3. 将基层党员选为家庭医生签约助理，发挥联络协调作用

为深入推进"两学一做"学习教育常态化、制度化工作，全面发挥家庭医生在基层工作中的"第三支队伍"力量，我区将基层党员选为家庭医生签约助理，发挥联络协调作用，镇村党员干部、民情助理、党建专员和村里德高望重、热心健康事业的群众党员参与家庭医生签约服务工作，了解群众所思所想所盼，提高群众的获得感。同时，要求每位党员要与 1 户困难居民结对帮扶，积极为困难居民提供医疗卫生服务，保持日常沟通，力所能及地为困难居民解决实际问题。

三、成效与思考

2017 年 9 月，我区实施党建助力家庭医生团队工作措施，全区开展以基本公共卫生服务项目、家庭医生签约服务、H 型高血压惠民工程和健康扶贫义诊为主要任务的"四位一体"百日大会战。2017 年底，我区达到家庭医生签约服务覆盖率 30%、重点人群签约服务覆盖率 60%、建档立卡低收入人群签约服务 100% 的基本目标。2020 年，我区家庭医生签约服务累计签约 43.67 万人、签约率达到 45.21%，其中重点人群签约 30.50 万人、签约率 71.7%，高血压签约率 68.27%，糖尿病签约率68.69%。相比2017年，重点人群签约率和服务水平有显著提高。

党旗漫卷健康路，为树立家庭医生团队的良好形象，在服务群众的过程中党员全部佩戴党员徽章，亮明党员身份，接受群众监督。家庭医生签约服务团队实行"四统一"管理模式：统一对家庭医生服务团队中的党员进行培训；统一制定考核细则，定期组织人员进行考核、通报；统一悬挂家庭医生党员服务团队旗帜，在车辆、医疗设备上张贴党的标识；统一制定团队党建、签约服务责任清单，自觉规范服务行为，提升服务水平。在"四统一"模式下，各镇家庭医生签约服务党建助力工作各有特色，得到了群众认同。

开展家庭生签约服务是建设小康社会、全面深化医改的重要举措，是一项惠及全体农民的民生工程。我区坚持全心全意为人民服务的宗旨，积极引导委机关、区镇医疗机构、专科联盟和基层党员的力量，将开展家庭医生签约服务作为深化医药卫生体制改革的重要突破口，通过党建助力，织密服务网底，积极探索签约服务工作新模式，确保签约服务工作取得更大实效。

作者：张晓峰

单位：连云港市赣榆区疾病预防控制中心

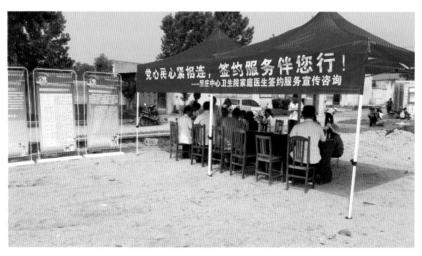

5.19家庭医生日——走进东斗岭宣传

医体融合推动健康淮安建设

淮安市地处江苏省北部中心地域，属江淮平原，面积 10 072 km²。目前户籍总人口 560.90 余万人，常住人口 489.00 余万人。慢性病是引起淮安市居民死亡的主要原因，2017 年全市常住居民报告粗死亡率为 682.39/10 万，死于慢性病的有 29 484 例，死亡率为 602.95/10 万，占总死亡数的 88.36%。同时恶性肿瘤、心血管疾病、糖尿病和慢性呼吸系统疾病这四大类慢性病的早死人数（30～70 岁）有 8 293 例，早死率达 12.14%，慢性病防治已刻不容缓。研究表明 60% 以上的慢性病是由不良生活方式引起的，加强体育运动改变了不良生活方式，是预防慢性病最经济有效的手段之一。在当前健康中国背景下，医体融合无疑是从"治病"到"防病"的重要途径，也是推动健康淮安建设的重要抓手。近年来淮安市委市政府高度重视慢性病防控工作，实现了全市七个县区省级慢性病综合防控示范区全覆盖，建成了三个国家级示范区。与此同时，市体育事业蓬勃发展，队伍不断发展壮大，全民健身如火如荼，为医体深度融合打下了重要基础。淮安市从"医体融合"入手，以理念、组织、活动、设施、人才等为重点深度融合，逐步构建了"政府主导、部门合作、社会参与、专业支撑"的医体综合防控模式，促进全民健身向全民科学健身转化，不断增强人民群众的获得感和幸福感。

一、主要做法

（一）加强领导，实现多部门无缝合作

淮安市制定了《"健康淮安 2030"规划纲要》，将高血压、糖尿病、肿瘤等慢性病防控纳入健康淮安建设的重要内容，提出了医体融合的工作要求，并成立了以市长为组长，分管市长为副组长，卫生、体育、教育等部门主要负责人为成员的健康淮安建设领导小组。领导小组下设办公室，负责组织协调工作，制定工作方案，定期召开各相关部门会议，市委市政府领导多次出席会议并作出重要

指示，各部门均积极参与、协同作战。卫生和体育部门根据需要，联合总工会、妇联、团委共同制定了《淮安市全民健康生活行动方案2017—2025》《关于加强全市体医融合工作的通知》等文件，将医体融合工作作为全民健康生活方式的重要内容，并专门成立健康行动办，明确部门工作职责，建立长效合作机制，共同推动全民健康生活方式行动。

（二）整合资源，推动医体融合深入发展

1. 强化培训，共同培育技术骨干

市体育和卫生部门密切协作，统筹安排，将社会体育指导员和健康指导员培训工作结合起来，对体育口和医学口相关人员进行针对性培训，邀请专家学者就其熟悉的领域及如何协同配合进行培训，加强对社会体育指导员健康指导工作的管理，保证知识和技能的协同，推动其由健身指导向健康指导转变，打造结构优化、针对性强、专业素质高的健身健康指导员队伍。同时规范执业资格制度，对符合要求的体育指导员和健康指导员发放认证证书，统一管理，建立长效评价机制，定期进行考核评价。

招募大学生村官、社会公益志愿者、退役运动员、健身达人等参与到群众健身健康指导工作中，不断壮大指导员队伍，为指导员队伍注入新活力。目前市卫健委和市体育局联合举办了三场大型体育指导员暨全民健康生活方式指导员培训班，联合培训健康生活方式和体育健身指导员2 000余人。

2. 共建共享，大力建造健康支持性环境

针对健康广场、健身广场及健康步道、健身步道等名称不一的问题，淮安市整合各种资源，因地制宜做好健身健康场地设施规划布局，建立结构合理、门类齐全、功能完善的健身健康设施供给体系。在城市社区、城乡公园、文化广场、旅游景区、青少年活动中心、老年活动中心等区域，按照人口规模和服务半径增设贴近百姓需求、智能化、高品质的健身健康设施，进一步完成建设"15分钟健身圈"。围绕服务人民群众生命全周期、健康全过程的理念，在体育、卫生健康、文化旅游、教育、养老、扶贫等公共服务设施中融入健身健康元素，整合相关标准，共建一批健康（身）主题公园、健康（身）步道、健康文化长廊等健身健康场地设施。目前，全市12个大型公共体育场馆逐步向社会免费或低收费开放，有序引导机关、学校、企事业单位的体育设施向社会开放。全市各个县区都将县级体育指导站升级为健康指导站，形成各具特色的健身场地。

3. 整合资源，积极搭建医体融合的新桥梁

（1）建立运动处方门诊

运动处方库的建立是医体融合的关键桥梁，淮安市积极组织市直医院、基层医疗机构及疾控中心人员参与国家级及省级运动处方师的培训，培养了一批能够开具个性化运动处方的运动处方师，可以为人民提供科学精准的运动健身指导服务。在市一院成立了淮安市首个运动医学中心，依托于关节外科和康复医学的强大实力，打造集预防、治疗、康复于一体的综合性诊疗平台，该门诊的建立标志着淮安市医体结合疾病管理模式进入新阶段。通过建立和完善针对不同人群、不同环境、不同身体状况的运动处方库，尤其是针对青少年、妇女、老年人、慢病人群等特殊群体的精准个性化运动处方，发挥了全民科学健身在健康促进、慢性病预防和康复等方面的积极作用。

（2）共建共享数据，促进慢病示范区建设

通过建立互联网形势下的新型国民体质监测与科学健身指导服务网络体系，逐步建立专业化、科学化的体质监测、研究队伍，将体质监测成果转化为对国民科学健身的指导，能够给出具有科学性、个性化、针对性的运动处方，从而指导群众全方位、全周期的运动，推动全民健身与全民健康深度融合，助力慢病示范区建设。

（3）共同参与，开展全民健康健身竞赛

卫生部门积极配合体育部门做好全民健身赛事活动，为赛事提供预防伤害评估、医疗保障服务，并积极组织人员参与比赛。各级各类体育社团主动作为，开展丰富多彩的培训、活动和赛事，组织赛事进校园、进社区、进机关、进企业、进乡村、进家庭，覆盖 50 余万人群。

（三）加强宣传，积极营造全民健康氛围

坚持将健身健康文化全面融入文明城市创建、卫生城市复审等当地政府主导的各类建设中来，积极建设全民健康立体宣传平台，将健身健康文化与地域文化、城市文化、民俗文化等有机结合，推出一系列群众喜爱、贴近生活、丰富多样的健康主题文化作品，如"健康乡村行""健康大舞台"等。结合"肿瘤宣传周""高血压日""联合国糖尿病日"等健身健康主题日，广泛开展"一戒二适三减四健"（戒烟、适量饮酒、适量运动、减盐减油减糖、健康骨骼、健康体重、健康口腔、健康心理）专项行动，科学传播健身健康知识，广泛传授健身健康技能，引导人

民群众从单纯依靠被动医疗的后端健康干预到主动健身的前端健康预防，不断提升全市人民的健康意识、行为方式和能力。同时加强利用群体活动、健康义诊、文艺汇演、宣传日等形式，积极开展健身健康促进活动，推进健身健康进机关、进企业、进学校、进社区、进乡村、进家庭的"六进"活动。

二、成效

（一）医体融合机制基本建立

卫生和体育部门协作积极行动、勇于实践，打破了卫生和体育在健康促进工作中的藩篱，建立了长效的协作合作机制，在工作上相互支持、协作，实现技术、人员、健康支持环境的共建共享，在健康淮安领导小组领导下统筹推进全民健康生活方式行动。

（二）健康支持性环境基本实现共享共建

全市累计联合培训健康生活方式和体育健身指导员 2 000 余人，共同创建健康支持性环境 600 余个，提前完成"十三五"规划中的 100 个体育公园建设，新建健身步道 108 km，人均体育面积达到 2.49 ㎡，共同举办各类体育健康活动 60 余次，国民体质监测合格率达 93%，每年接受体质测试的人数达 3 万人次以上。在市体育局和市卫健委领导下，由市疾控中心牵头，成功创成全省首家疾控系统省级运动促进健康中心，同时协助市体育局打造 9 家市级运动促进健康服务中心，为全市体卫融合工作推进进一步奠定了基础。

（三）居民健康素养和健康体质显著提升

淮安市通过医体融合实施全民健康健身计划，普及科学健身知识和健身方法，推动全民健身生活化；实施青少年、妇女、老年人、职业群体及残疾人等特殊群体的体质健康干预计划；同时积极优化市场环境，创造有益于健康的氛围，培育多元主体，引导社会力量参与健身休闲设施建设运营，引导人民群众向不得病、少得病、晚得病的方向努力。近年来淮安市居民健康素养显著提升，居民健康体质总体合格率达到 93.2%。

三、思考

实现医体融合是落实习近平总书记健康中国建设重要指示的迫切需要，是推动健康革命的迫切需要，是回应群众关切的迫切需要。淮安市虽然已大力推动医体融合深入发展，但仍然存在一些不足。首先尚未能建立医体融合国民体质数据库，未能全面整合医学检查和体质测试结果。完善的体质健康监测体系，可以为体育、卫生部门提供全民健身和国民健康综合数据的分析，为决策提供依据。其次能开具个性化运动处方的专业人员较少，医体融合服务资源欠缺，尚不能满足百姓需求。

在接下来的工作中，我们会加大医体融合推广宣传力度，让更多群众融入氛围中。继续加强医体融合复合型人才的培养，尽快开展运动处方师的培训和认证，为全民科学健身提供保障。以全科医生、社区医生、家庭医生等为对象，在卫生系统培养一批能开运动处方的医生。鼓励社区医生兼任社会体育指导员、全民健身志愿者，传授科学健身知识，引导群众主动参与运动健身。同时进一步加强体育和卫生部门的协作，共建联合平台，深化医体融合服务站点建设，鼓励健身指导场所向公众开放，充分发挥全省健身指导员积极性，解决医院在运动康复方面人手、场地短缺的问题。因地制宜，打造科学健身示范研究试点城市、试点社区、试点企业，在机关、学校、企业、社区等有条件的地方率先建设医体融合示范点。

作者：缪丹丹　孙中明

单位：淮安市疾病预防控制中心

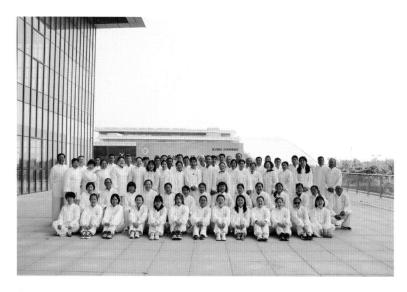

市卫健委与市体育局联合举办全民健康生活方式指导员暨社会体育指导员培训班

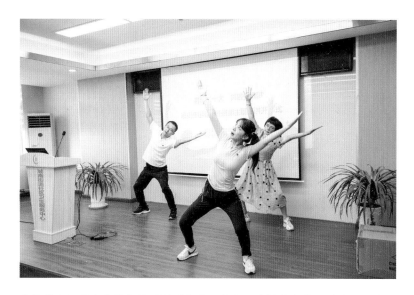

市疾控中心联合市体育局开展"喜迎二十大，共圆健康梦"进社区运动促进健康主题巡讲

传承山阳医派精髓，开启慢病防控新篇

一、背景分析

《中医药发展战略规划纲要（2016—2030 年）》明确提出，充分发挥中医药在慢性病防治中的独特作用，建立中医医院与基层医疗卫生机构、疾病预防控制机构分工合作的慢性病综合防治网络和工作机制。淮安区的中医药工作具有深厚的历史底蕴，为山阳中医学派及淮医文化的发源地。山阳医派是祖国中医历史中极为璀璨的一颗明珠，其创始人吴鞠通是淮安区的历史文化名人之一。近年来，我区坚持发扬传统中医药文化，发挥中医药在慢性病防治中的优势和作用，推动慢性病综合防控水平再上台阶。

二、推进措施

（一）建立组织架构

2013 年 7 月，淮安区由卫生、人社、发改、药监、财政等五部门联合成立了基层中医药服务能力提升工程领导小组，后区政府又成立了由分管副区长任组长、各相关单位"一把手"为成员的中医药工作领导小组，明确了部门的职责任务，建立了部门联席会制度和协调工作机制，协调解决中医药发展中存在的困难和问题，将中医药发展纳入淮安区"十三五""十四五"卫生健康发展规划予以推进实施，并每年列为深化医改的一项重要任务。领导小组下设办公室，统筹推进辖区中医药的发展，加大对吴鞠通及山阳医派的宣传，提升品牌影响力，掀起全社会对中医学习、全面应用的热潮，并大力推进中医防控慢性病工作的开展。

（二）统筹中医建设

1. 推广中医适宜技术

辖区各卫生院均开设中医科，能开展中药饮片、针灸理疗、推拿按摩、穴位注射、牵引、小针刀等多种诊疗项目，诊疗设备齐全，如针灸针、小针刀、颈椎电动牵引椅、三维多功能牵引床、推拿病床、红外、TDP等，基本能满足社区常见病、多发病、慢性病的诊治以及预防保健服务。政府先后投入500余万元，在21家乡镇卫生院建成中医特色服务小区。以区中医院为龙头，不断巩固完善中医药服务三级网络。以城市医生支援乡镇卫生院为契机，区中医院与10个乡镇卫生院签订了合作协议，并专门成立了基层指导科。区中医院购置电教、多媒体设备和示教器材，建设适宜技术推广基地，制作并下发"中医体质辨识""慢性病中医疗法"等宣传折页5万张，供基层各医院使用。遴选8位中医专家作为中医药适宜技术推广的区级师资力量，按省厅下发的基层中医药推广适宜技术手册，筛选适合本地应用的项目，编印成《淮安区中医药适宜技术推广手册》500余册，并翻印国家中医药管理局《基层中医药适宜技术分册》第一、二、三册800余本。组织针灸、艾灸、穴位贴敷、内病外治等传统中医疗法和小针刀疗法共20余项适宜技术的培训，先后培训乡镇卫生院中医人员300多人次、培训村医800多人次。

2. 弘扬淮医文化精髓

一是旅游文化推广中医宣传。修缮吴鞠通中医馆，展示中医资料文物，开展名中医坐堂问诊、中医保健茶艺、太极拳八段锦表演等活动，营造"养眼、养心、养性、养生"的浓郁中医文化氛围，让世界了解淮医，让全民以山阳医派为荣。二是建成中医药文化宣传平台。充分发挥吴鞠通中医馆作为江苏省中医药文化宣传教育基地的作用，在馆内主要区域设置设备，播放视频宣传中医药养生及文化知识。设置中医健康讲堂，定期开展中医药知识讲座。定期组织中小学学生走进中医馆，进行中医药文化科普教育。开展少儿学中医、公益课堂、中医文化互动体验等活动，传承中医药文化，将山阳医派、淮医文化发扬光大。三是让中医文化走进生活。大力开展中医预防保健及康复服务等能力建设工作，积极传播"未病先防、既病防变"的中医预防学思想，贴近实际，贴近生活，以公众易于理解、接受和参与的方式，营造中医药防治慢性病的良好社会氛围。区中医院开展义诊咨询、送医送药、健康讲座等活动，发挥传统媒体和现代媒体优势，弘扬宣传中国中医药传统文化知识，受益群众达1万余人。

3. 培养中医优秀人才

采取多种形式培养了一大批中医药人才。一是对所有中医药人员进行轮训。以区中医院为临床培训基地，对区、乡、村三级中医药人员进行正规化、系统化培训，共培训 1 100 多人次，实现了全覆盖，有 10 多名理论基础扎实的中医骨干赴上级医疗机构进修学习。二是依托区中医院师资，多层面、全方位、系统化对基层中医药人员进行业务培训和技术指导，先后举办了中医防治心脑血管疾病、中医呼吸内科常见疾病诊疗技术、中医治疗糖尿病、中医"治未病"等多个培训班。三是出台优惠政策，采取减免和补助学费的方式鼓励在职医务人员参加中医专业培训学习。10 名中医骨干参加了全省中医全科医师转化培训，并取得证书。四是为提高基层中医药人员的素质，积极鼓励年轻中医药人员加强学习，促进年轻人员成长。开展中医师带徒活动，发挥中医药技术骨干的模范带头作用。

（三）政策保障充分

制定一系列人才引进政策，吸引高层次人才到淮安区就业。政府出台的《淮安区卫生健康"十四五"规划》等政策，为中医药发展指明了方向。在城镇职工基本医疗保险制度改革中，将区中医院作为定点医疗机构，将经批准的治疗性中药剂和常用中药饮片、中医适宜技术服务纳入基本医疗保险用药，报销提升 10% 的比例。在新型农村合作医疗中规定，鼓励支持中医药参与合作医疗，参合农民住院期间使用符合基本用药目录范围内的中药饮片、中草药和规定范围内的中医适宜技术所发生的费用，在规定的各级报销比例基础上补偿比例提高 10%。在农村合作医疗并入城镇居民医保后，中医诊治优惠政策仍然得到延续。

三、获得成效

（一）中医软硬件建设发展迅猛

近十年，中医药服务体系建设、中医防治慢病能力有了显著提高。政府先后投入 500 余万元，在所有乡镇卫生院（城市社区卫生服务中心）均设置了中医科，在 21 家乡镇卫生院建成中医特色服务小区，河下社区卫生服务中心被授予省中医药特色社区卫生服务中心称号，楚州中医院成功创建成二级甲等中医医院。有

1 个临床专科通过省中医临床重点专科终期评估，建成市级中医临床重点专科 2 个，有 2 名卫技人员获得第三届"淮安市名中医"称号。累计正规化、系统化培训 1 100 多人次，区、镇、村三级中医药服务网络进一步夯实完善。

（二）群众接受度、满意度迅速提升

重点做到"三个积极"，打造慢性防治精品工程、特色工程。积极开展特色项目，各医院大力开展中医药特色诊疗项目四十余种，推广使用慢性病中医膏方，中医特色疗法、中药饮片使用率等逐年大幅提高。积极实施"治未病"工程，重视并加强中医预防保健工作，区中医院先后投资 60 多万元建立"治未病"预防保健中心。积极推广中医体质辨识、针灸推拿、中医针刀等技术，使中医药适宜技术防治糖尿病、心脑血管病、呼吸系统疾病程序化、规范化。这些适宜技术的推广，使慢性病患者对中医治疗的接受度显著提升，其多样化的治疗方式、较小的药物毒副作用使居民满意度大幅提高。

（三）中医药人才队伍进一步壮大

累计培训村医 700 余人次，每个村至少有一名村医能够开展 4 项以上的适宜技术应用。高度重视中医药人才队伍建设，每年在有限的人员招聘名额中拿出一定的比例专门招录中医药人才，几年来先后招录 20 余名中医药人才充实基层一线。楚州中医院充分发挥袁长新、胡启梅等名老中医的传承作用，为他们选配有培养前途的中青年助手，实行"师带徒"式的学术传承。目前，该院已形成了以名老中医、学科带头人为主体的中医人才骨干梯队。楚州中医院还加大了中医药人才引进的力度，先后引进近 10 名中医硕士和近 20 名中医本科医学毕业生。

四、分析思考

我国慢性病发病率总体呈上升趋势，迫切需要加快发展中医药事业，使中医药和西医药在防治工作中相互补充、协调发展。中医药在治疗慢性病中有自己的独特优势，中医"治未病"也是预防为主的理念的朴素表现，因此，从中医药角度思考、实践防控慢性病势在必行。中医药的基础又离不开几千年的中医传统文化，中医药如何走出自身发展的轨迹，与西医药共同良性发展，离不开中华文化源泉的灌溉滋养，离不开国家的支持和弘扬，更离不开全民的接受、配合。淮安区的中医药防控慢性病的实践只是一个探索，在今后的工作中，我区将继续弘扬中医药文化，不断提高中医药从业人员的传统文化素养，并在广大市民中进一步开展中医药文化科普宣传，提高群众对中医药的认识水平和接受程度，提高慢性病患者的中医治疗比例，促进慢性病综合防控水平的提高。

作者：王　昕

单位：淮安市淮安区疾病预防控制中心

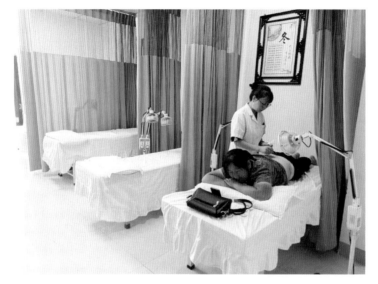

为慢性病患者开展中医诊疗

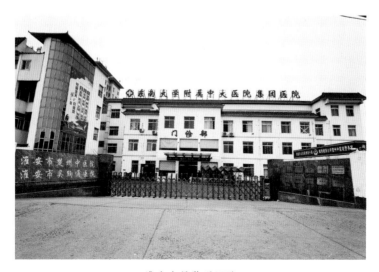

淮安市吴鞠通医院

启动"涟岐健康"工程，
发挥中医药在慢性病管理中的优势作用

一、背景

慢性非传染性疾病是指以恶性肿瘤、心脑血管疾病、慢性阻塞性肺疾病、糖尿病等为代表的一组疾病，具有病程长、病因复杂、健康损害和社会危害严重等特点。涟水县 2021 年死因监测报告显示，因慢性病导致的死亡病例占总死亡人数的 86.97%。研究表示，慢性疾病治疗 70% 的作用在于对患者的健康管理，早期发现并消除慢性疾病相关致病危险因素，及时评估并进行个性化指导，可促使慢性病患者提高健康意识，从而达到预防慢性病发生、发展的目的。

2018 年，国家卫生健康委员会对基层医疗服务提出了新的要求，"医防融合"成为慢性病防控的新理念。《中国慢性病防治工作规划（2017—2025）》强调要积极发挥中医药在我国慢性病防控工作中的作用，建立和完善中医"治未病"医防融合服务网络，这对慢性病管理意义重大。

中医药在慢性病健康服务方面的优势不仅在于"简便廉验"的特点、丰富的诊疗手段，更在于其理论以整体观念为指导思想，以辨证论治为诊疗特点，以"治未病"为防治原则，为慢性病防治提供了一套科学的、系统的、完整的解决方案。然而，现阶段中医药在慢性病管理中的优势尚未得以充分发挥。因此，以中医药理论为基础建立中医药慢性病服务理论体系，推进慢性病医防融合模式，对指导慢性病健康服务工作，解决慢性病防治问题至关重要。

二、主要做法

为深入推进医防融合，充分发挥中医药在慢性病防控管理中的重要作用，我县于 2021 年 10 月启动"涟岐健康"工程，旨在发挥中医药优势，通过开展慢性病中医药健康教育，提高群众利用中医药防治慢性病的意识和能力；为高血压、糖尿病等慢性病患者提供具有针对性的中医药治疗、中医药适宜技术服务和中医药养生指导，提高慢性病人群的自我管理能力，进一步拓宽我县慢性病防治工作内涵，巩固提升慢性病综合管理水平。

（一）强化政府主导，保障中医药经费投入

近年来，我县对中医药事业发展投入不断加大，主要用于中医药基础条件建设、服务能力提升、人才培养等工作，极大地促进了中医药工作健康、快速发展，为中医药在慢性病健康服务方面提供了有力保障。

为推进中医药慢性病管理，涟水县卫健委专题印发了《"涟岐健康"工程实施方案》，成立由县卫健委主任为组长的领导小组，负责工程的组织实施、统筹协调工作，定期督导评估，推动工作深入开展。由县中医院副院长为组长的技术指导小组，负责制定慢性病中医药管理技术方案，指导各医疗单位的工程实施，开展慢性病中医药管理知识和技能培训，推广中医药适宜技术，参与工作督导评估。

为保障工程的顺利实施，"涟岐健康"工程被纳入 2022 年县政府为民办实事项目。在县委县政府的支持下，我县财政投入 100 万元，主要用于项目工程管理、培训、宣传、中医药设备投入等方面。

（二）推进分级诊疗，健全中医药服务网络

建立以县中医院为龙头，疾控中心为指导，综合医院为支撑，基层医疗机构为骨干，村卫生室和中医诊所为补充，覆盖城乡的慢性病中医药服务网络。建立县中医院与疾控机构、其他医疗机构分工合作的慢性病中医药防治网络和工作机制，加快形成基层首诊、急慢分治的分级诊疗体系。建立"慢性病中医药管理技术指导中心"，指导全县医疗机构开展慢性病中医药服务工作。综合医院、妇幼保健院及卫生院、社区卫生服务中心，依托中医科、中医馆设立"御安堂"，实施慢性病中医药管理和"治未病"服务；结合家庭签约服务，为群众提供中医药咨询评估、干预调理、随访管理等服务，进一步健全慢性病动态监测管理机制。

（三）开展乡镇试点，建立中医药管理档案

依托县、乡、村三级医疗卫生网络，充分利用已有的居民健康档案，通过信息化手段，进一步摸排高血压、糖尿病等慢性病患者底数，了解患病、诊疗及进展等状况，开展中医体质辨识和证型辨识，建立慢性病患者中医药管理信息档案，实现一人一档、专病专档、动态管理。在诊疗服务中新发现的高血压、糖尿病患者，要及时将信息推送院内"御安堂"，建立中医药档案，及时纳入管理。

（四）实施健康管理，开展中医药个体干预

根据患者的临床评估分级、类别，制定个体化健康管理方案，实行分类、分级、动态的管理与干预，管理情况及时记入慢性病中医药管理卡。大力开展慢性病中医药防治知识宣传，定期举办慢性病中医药防治知识讲座，宣讲中医药文化及慢性病防治知识，接受群众对健康防病的咨询。实施个体化干预，针对不同患者的病情，制定针对性、具体化干预方案，发放健康教育处方，开展有效管理。家庭医生服务定期随访，了解患者病情变化及治疗效果，及时调整干预方案，给予相应指导，实施动态管理。县中医院充分发挥中医药优势，持续优化《慢性病中医药管理技术方案》，加强基层中医药人员培训，按《慢性病中医药管理技术方案》系统培训，提高基层中医药人员的业务技能和服务水平。县疾控中心加强对各医疗单位的指导，推动此项工作开展。各医疗单位按照《慢性病中医药管理技术方案》，积极应用中医药疗法、非药物疗法和中医药适宜技术有效开展综合治疗，以有效延缓病程，减少减轻并发症、后遗症，提高患者的健康水平和生活质量。

（五）加强队伍建设，提升中医药服务能力

加大中医药人才招引力度，通过公开招聘、进校园驻点招聘等方式拓宽人才引进渠道。组织实施县中医药人才培养计划，开展"师带徒""西学中"等活动，培养造就高水平的中医临床人才。邀请省市名中医来涟讲学，加大中医药人才梯队建设力度。县中医院积极发挥"中医药适宜技术推广基地"作用，研究推广中医药适宜技术，充分发挥中医药在慢性病防治中的独特作用，增强各医疗单位的慢性病防治能力。加强中医专科联盟建设，县中医院成立基层中医特色专科建设指导组，根据基层医疗机构的中医特色专科、专病、专技发展意向，与基层医疗机构开展对口帮扶、定期指导，帮扶基层医疗机构中医科、中医馆建设，形成各具特色、协调发展的中医药慢性病管理新格局。

三、成效

（一）经费保障带动中医药基础设施持续改善

我县把中医药工作列入党政工作的议事日程，将中医药工作和中医药产业纳入全县经济社会发展总体规划和政府目标考核。2022年上半年，涟水县中医院搬迁至新址，核定床位600张。2022年下半年，县委县政府投资1.6亿元，用于县中医院二期病房建设，设立导管室、血液净化内科病房、标准化内科病房，力争基础设施条件达到国家建设标准，以有效改善我县中医院医疗条件，充分发挥中医药技术优势，更好地优化县域医疗资源配置。在县财政配套资金下，县卫健委对基层医疗机构增添中医药诊疗相关设备给予经费支持，形成一院一品、各具特色的中医药服务格局。

（二）医防融合推进慢性病管理水平不断加强

自项目工程启动以来，全县共有18家医疗机构承担具体项目任务，其中16家基层医疗机构。截至目前，中医药高血压患者建档18 821人，糖尿病患者建档7 247人。县卫健委组织开展基层中医慢性病诊疗相关培训24场，累计培训医务人员1 146人次。期间邀请江苏省中医院、淮安市中医院、涟水县中医院的专家对我县基层医务人员进行中医"治未病"、慢性病中医药管理技术方案、中医药理论知识和适宜技术、慢性病管理规范等能力培训。通过一年的项目实施，全县高血压、糖尿病规范管理率较去年分别提高8%和10%。项目实施全面提高了我县基层医务人员慢性病管理的水平，以及运用中医药技术防控慢性病的能力。

（三）个体干预促进慢性病患者自我管理能力逐步提高

通过对高血压、糖尿病患者的证型辨识，制定针对性、具体化的干预方案，加强了医患交流。开展慢性病中医药健康讲座45场，受益群众4 750人次。慢性病患者主动学习中医药特色疗法，掌握了相关自我管理技能，提高了患者的自我健康管理水平，有效加强了患者的自我保健以及疾病控制的能力，减轻了医务人员的工作负担。

四、问题与建议

项目启动前期，"涟岐健康"工程进展相对缓慢。另外基层医务人员的年龄结构不合理，老龄化严重；专业水平及学历层次不高；中医药专业医务人员占比相对较低，技术不过硬，有的基层医疗机构甚至没有中医药人员。人员不足限制了基层提供中医药服务的能力。

后续"涟岐健康"工程的实施重点应放在中医人才队伍建设方面，需大力招引中医药院校专业人才充实到基层医疗卫生机构，想方设法提高待遇，建立良好的引才留才机制。针对现有医务人员学历层次较低、技术职称不高的情况，要鼓励他们通过继续教育、接受技能培训等方法提高中医药服务能力。制定配套政策，激励年轻医生向老中医师承学习中医技术。在财、物等方面亦给予更多保障，进一步加大中医药技术运用在慢性病管理方面的宣传推广，发挥典型成功案例的带动作用，提高群众的知晓率和参与度。期待中医药慢性病管理模式在涟水得到充分发展，力争在"十四五"期间建成全国基层中医药工作示范县。

作者：费云华　包雨晴

单位：涟水县疾病预防控制中心

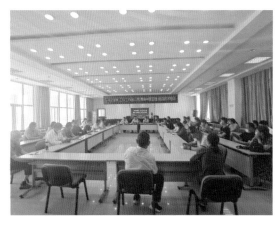

县领导出席"涟岐健康"启动仪式

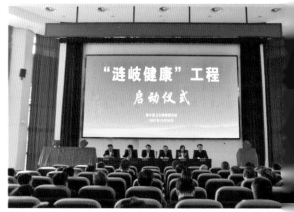

县卫健委组织"涟岐健康"相关培训

发挥基层党员先锋带头作用，射阳县 "三减三健"进入家政服务人员培训课堂

"这个课堂真有趣，教我们学习如何健康吃、健康动呢！"在射阳县某一期家政服务人员的培训课堂上，一位学员一边拿着体重指数转盘查验自己的体重，一边这样说。随着居民收入水平显著提高及人口老龄化趋势越发严峻，居民在生活水平和生活质量提高的同时，对社会家政服务特别是月嫂、保姆的需求也在不断加大，而家政服务人员的健康理念与技能对被服务家庭的饮食和生活方式影响巨大。健康生活方式"三减三健"从家政服务人员抓起、从娃娃抓起，就会起到事半功倍的效果。射阳县针对这一情况，结合学党史、走基层、办实事，在全县部署开展家政服务人员"三减三健"培训工作。

一、主要做法

（一）政府主导

县慢性病综合防控领导小组依据《"健康中国"2030 规划纲要》，加强部门行业间的沟通协作，明确由县妇联牵头，各镇基层党组参与，县人社提供项目资金保障，县疾控中心负责师资培训与技术支持，各镇妇联及射阳县家政服务中心有限公司具体落实，把"三减三健"培训纳入家政服务人员岗前培训课程及培训考核内容。

（二）部门合作

各镇妇联结合当地党建工作培训学习型、服务型党员干部的需要，组织有奉献精神、愿意为人民健康事业作贡献的女性党员干部参加"三减三健"宣讲师资培训，作为本镇"三减三健"宣讲员，并配合完成本镇家政服务人员"三减三健"培训工作。

县人社局通过职业技能提升行动，积极争取财政和社会资金对家政服务人员进行免费技能培训。

县卫健委、县疾控中心负责全县"三减三健"宣讲师资培训及培训班师资组织管理工作，以及参加培训学员的健康工具的发放；各镇卫生院积极参与各镇家政服务人员培训班的开班培训相关事宜。

（三）社会机构参与

县家政服务中心有限公司承接妇女技能提升行动项目，将"三减三健"内容纳入射阳县家政服务人员岗前培训课程（占 2 学时），负责家政服务人员组织、培训班课务、考核及授课老师通知等相关事宜。

（四）强化人财物保障

县慢性病综合防控领导小组会议明确，将家政服务人员"三减三健"培训行动与党建、党史学习教育工作相结合，作为推动射阳全民健康生活方式行动的一个抓手，在全县掀起"三减三健"行动的高潮。全县各镇基层党组选取责任心强、表达能力优的 10 名年轻党员，作为全民健康生活方式指导员，并要求各镇家政服务人员全民健康生活方式"三减三健"培训的师资全部由党员干部担当，以作为党员干部的培养方式之一。同时，县疾控中心把做细做深做实全民健康生活方式"三减三健"作为党史学习教育的一项内容，要求所有专技人员人人参加师资培训，人人都成为全民健康生活方式"三减三健"宣讲员。

家政服务培训对象由人社与家政服务中心有限公司组织参与，所需经费从重点群体就业技能培训补贴、职工岗位技能提升培训补贴、岗前培训补贴中列支，确保这一培训行动能得到贯彻实施。

二、主要成效

（一）培养师资队伍

基层党员干部参加"三减三健"宣传师资培训并加入培训工作中，是践行推进健康中国建设，是全面建成小康社会、基本实现社会主义现代化的重要基础，是全面提升中华民族健康素质，实现人民健康与经济社会协调发展的国家战略，是积极参与全球健康治理、履行 2030 年可持续发展议程国际承诺的重大举措。同时培养了一批知晓健康理念、会宣讲健康技能、乐于服务人民的基层党员干部，在健康生活方式上起到了党员干部示范带头作用。我县截至 2021 年 5 月底，已开展 2 期师资培训班，培训党员干部 65 人，已全部参加培训班的培训工作，有 5 位党员已能独立授课。

（二）提升家政服务人员健康技能

我县截至 2021 年 5 月底已开班 22 期，培训家政服务人员 1985 人，其中已有近 500 人走上了工作岗位，服务于社会。

（三）惠及更庞大人群

基层党员、家政服务人员知晓"三减三健"知识、掌握健康生活方式技能后，既在家庭中改善不良生活方式，同时也改善受服务家庭的不良生活方式。更值得一提的是，他们会影响朋友、邻居、社区居民，能身体力行地带动社区居民改变不健康的生活方式，采取健康的生活方式，倡导健康生活的理念和传播健康技能。

（四）拓宽"三减三健"宣传新思路

为了提高人民群众对健康生活方式"三减三健"知识与技能的掌握，在利用传统媒体与新媒体宣传的基础上，把"三减三健"纳入职业培训，拓宽了宣传路径。

三、几点思考

（一）寻找一个途径

习近平总书记在党的十九大报告中指出："人民健康是民族昌盛和国家富强的重要标志，要完善国民健康政策，为人民群众提供全方位全周期健康服务。"这需要找到一条途径去推进去落实，而我县以家政服务人员为媒介，将健康生活方式"三减三健"带入家庭是一个行之有效的途径。

（二）寻找一个方式

宣讲培训"三减三健"作为基层党员干部的必修技能之一，能在社会上掀起学习健康知识、提升健康技能、争做健康传播者的热潮，更能让"三减三健"走入寻常百姓家庭，从而推动我国国民健康素质。

（三）寻找一个切入点

对不同职业人群进行分析研究，找出各职业人群最迫切最需要解决的健康问题，评估该人群在推动人群健康中能解决什么问题，带着问题有针对性地推行开展"三减三健"活动，能得到更大的认同与更高的参与度，解决更多的健康问题，更早地实现祖国人民健康长寿。

作者：戴春云

单位：射阳县疾病预防控制中心

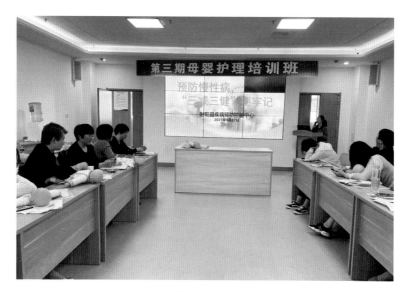

第三期人员培训宣讲

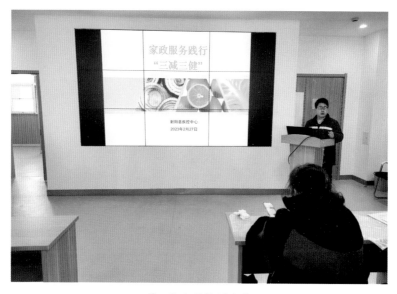

第五期人员培训宣讲

党旗漫卷健康路 慢病防控开新局
——丹阳市积极探索"互联网＋骨质疏松个性化服务"家庭医生签约新路径

一、背景："静悄悄"的慢性疾病，防控形势日益严峻

　　骨质疏松症是第4位常见慢性病，也是中老年人最常见的骨骼疾病。骨质疏松症被称为"沉默的杀手"，脆性骨折的发生是骨质疏松症的严重后果，也往往是绝大部分骨质疏松症患者的首发症状和就诊原因。有关研究数据显示，髋部骨折后，第一年内由于各种并发症的发生，患者死亡率达到20%～25%，而存活者中50%以上会有不同程度的残疾。随着人口老龄化、不健康生活方式的流行，防控形势日益严峻，加之居民对骨质疏松症认知普遍不足，其并发症致残致死率高。2017年，丹阳市开发区练湖社区卫生服务中心在辖区内50岁以上人群中开展骨质疏松症问卷调查和筛查工作。结果显示50岁以上的骨质疏松知识相关知晓率仅7%，骨质疏松症检出率达22.23%，其中严重骨质疏松症检出率达6.55%。2019年，为响应国家全民健康生活方式的"三减三健"专项行动，市卫健委结合丹阳实际，在练湖社区卫生服务中心前期工作基础上，强化方案顶层设计，在全市探索"互联网＋骨质疏松个性化服务"的家庭医生签约新路径。

二、案情："三位一体"综合防控，互联网＋个性服务

　　（一）加强组织领导，推进普惠政策落实

　　"没有全民健康，就没有全面小康。"为贯彻落实习近平总书记在健康大会上的重要讲话精神，响应国家全民健康生活方式的"三减三健"专项行动，市委市政府高度重视，将百姓健康作为城市发展第一要务、脱贫攻坚重要抓手，由市卫健委牵头，会同市人大、市财政局和市医保局商定"全市骨质疏松防治方案"，将其纳入丹阳市家庭医生签约服务个性包，并推广到全市，由基本公共卫生服务

项目、医保基金及个人三方共同承担费用。2019 年，该服务包总价成本测算 510 元，个人仅需缴纳 50 元；2020 年，个人缴纳费用进一步下调至 10 元。

（二）加强健教宣传，惠民政策深入人心

由于无论是医务人员还是社区居民对骨质疏松防治普遍认识不足，故健教宣传工作显得十分重要。市疾控中心和专业机构发挥技术优势，以五类"健康直通车"（健康服务、健康指导、健康促进、健康保障、健康帮扶）为载体，深入各医疗卫生机构和社区开展骨质疏松防治宣传工作。一是围绕健康推进保障服务。针对全市医疗机构的医护人员，每年组织开设骨质疏松专题讲座和培训十余场，提升医护人员对骨质疏松疾病的认知和诊疗能力，为规范开展骨质疏松诊疗服务夯实基础。二是围绕健康推进健教服务。与丹阳日报社合作，开辟宣传专栏，制作专版，全年定期推送骨质疏松相关内容，同时制作了骨质疏松动漫短片和社区防治手册、宣传折页等，通过多途径、多渠道、多形式宣传骨质疏松防治知识和相关政策，提高广大社区居民对骨质疏松防治的认识。三是围绕需求推进志愿服务。依托党员"仁爱行"志愿服务队，常年走访帮扶全市五保户、儿童福利院等弱势群体，主动上门提供服务，惠民政策深入人心。

（三）加强信息化建设，个性化服务进村入户

根据《实施方案》要求和实际工作需求，在征求苏州大学、省人民医院、南京一院等上级专家意见的基础上，研发设计了骨质疏松家庭医生签约信息系统。该系统由微信公众号和手机 APP 两个部分组成，可在手机、平板或台式电脑等不同终端进行操作管理。医生通过它能实现疾病早筛、在线签约、点单签约、逐条销号履约等签约功能，以及开展管理病人、提供诊疗方案、上下转诊和健康教育等服务。签约对象可用它来咨询病情、获得用药指导、查询履约进度、查询检查结果，以及对家庭医生进行满意度星级评价等。通过信息系统，实现了签约服务简单化、服务内容个性化、进度查询实时化、工作满意度星级化、数据统计直观化，并且服务过程全程反馈，全科医生 - 专科医生 - 省级专家精准实时双向一键转诊，医生与签约对象沟通更加顺畅。

三、成效：模式可复制、可推广

骨质疏松防治项目实施以来，取得了明显的社会效益，工作模式具有可操作

性和可复制性，在全市各乡镇均已顺利推广。具体成效有：

1. 解决了原来签约繁杂、履约缺项、转诊不便、沟通不畅、无监督渠道等问题。

2. 实现了签约一人、履约一人、做实一人，从追求数量悄然转向提高质量。

3. 方便了签约对象和医生之间的咨询互动，提高了签约居民的依从性和自我健康管理能力。签约居民增强光照和主动锻炼等健康行为形成率由 5% 上升到 26.8%，骨质疏松知识知晓率上升至 85%，居民满意度达 92%。

4. 连续随访三年发现患者抗骨质疏松治疗依从性良好。其中 97.5% 的患者参与了双能 X 线骨密度检测复查，静脉注射唑来膦酸的患者的依从性达 98%，静脉注射地舒丹抗的患者的依从性达 95%。

5. 医务人员收入有明显增长，有效调动了医务人员的工作积极性，助推项目工作顺利开展。

6. 骨质疏松筛查项目于 2019 年荣获了江苏省家庭医生签约服务创新举措试点案例之一。

四、分析：摸准"堵点"健康骨骼，攻坚"痛点"远离骨松

骨质疏松症已被世卫组织列为第二大危害人类健康的疾病，仅次于心血管疾病。总结项目实施经验，要健康骨骼、远离骨质疏松，需摸清"命门"、找准"堵点"，需攻坚"断点"和"痛点"。

（一）摸清"命门"找"堵点"

作为一种"静悄悄"的疾病，骨质疏松无声地蚕食着人们的健康。而医务人员和居民对其可防、可治的认知普遍不足，其并发症致残致死率高；双能 X 线检测设备严重不足（丹阳 100 万人口仅有 2 台），危险人群的早期筛查与识别不足，进而导致人群依从性较差，检出人群接受治疗的意愿不高；医疗保险资金支撑力度不够，也影响到防治工作的进一步开展。

（二）攻坚"断点"和"痛点"

1. 强化宣传。对抗骨质疏松症必须要防患于未然，"早知晓早诊断，早预防享健康"。在每月进社区开展骨质疏松知识讲座的基础上，进一步加强骨质疏松防治知识的宣传教育工作，让更多的社区居民接触、了解骨质疏松知识，提高知识知晓率和健康行为形成率。这是开展骨质疏松社区防治工作最主要的任务。

还要积极筹备建设骨质疏松健康教育体验馆。

2. 完善机制。认真学习借鉴先进地区做法，不断完善政府购买服务机制，力争与区域卫生信息平台对接，进一步优化医防融合健康管理模式，推动家庭医生签约服务高质量发展。

3. 健康生活。骨质疏松的形成和一些不良生活习惯脱不了关系。要想预防骨质疏松，日常生活要保证营养充足、适量运动，注意纠正坏毛病，如吸烟、酗酒以及过多过量饮用咖啡、浓茶、可口可乐等。因此，要加强对全民健康生活方式"三减三健"，即减盐、控油、减糖以及健康口腔、健康体重和健康骨骼等政策的落实。

4. 总结提升。加强与高校和专业机构合作，加强对数据的分析和运用，及时总结，为丹阳市社区骨质疏松防治工作提供数据支撑。积极申报相关课题，为基层科研作出尝试。有计划地邀请骨质疏松专家来丹阳授课，不断提高医务人员对疾病的认识。通过自学或送出去培训深造，努力使更多的医务人员获得 ISCD 国际临床骨密度测量医师证书、中华医学会骨质疏松和骨矿盐疾病分会 DXA 质量控制合格认证，不断提升水平以改进、推进工作。

五、结语

基本公共卫生服务要从追求服务数量向追求服务质量转型，要从丹阳老百姓最关心的健康问题入手，引导基本公共服务项目创新改革，探索出一条有丹阳特色的基本公共卫生服务之路和慢性病防控新模式。

作者：章国龙　陈丽黎
单位：丹阳市开发区练湖社区卫生服务中心　丹阳市疾病预防控制中心

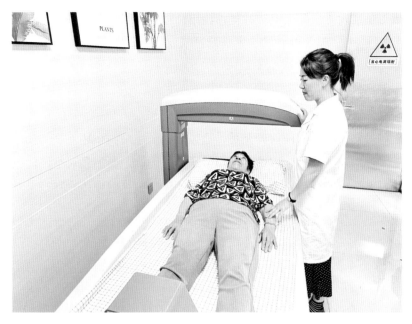

骨质疏松检查

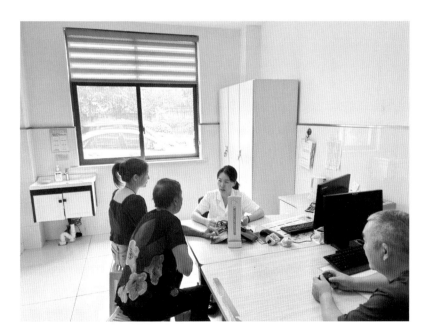

骨质疏松问诊

党建引领践初心，以筛促防保健康

——糖尿病创新试点系列项目惠及民生

一、背景

近年来，2 型糖尿病已经成为影响句容城乡居民健康的主要慢性病之一，防控形势日益严峻。此外，各类糖尿病高危因素的流行率也呈现出逐年上升的趋势。

句容市委、市政府高度重视糖尿病防控工作，以分级诊疗为契机，以国家基本公共卫生服务和签约服务为抓手，不断创新工作模式，承接和开展了一系列糖尿病防控创新试点项目工作，并以点带面实施推广，取得了一系列进展。作为项目责任单位和技术支撑部门，句容市疾控中心以强化亮化"'疫'路先锋'卫'民健康"党建品牌为抓手，以党史学习教育为契机，深度融合"党建＋疾控""党建＋慢病防控"，促进党建业务双融合，深入探索糖尿病防控新模式，充分发挥基层党组织战斗堡垒作用和党员先锋模范作用，在不断增强组织凝聚力、战斗力和创造力的同时，大力开展全市糖尿病患者和前期人群的筛查、干预和管理，有效提升了广大城乡居民的健康水平。

二、具体做法

（一）依托项目，以点带面，探索防控路径

一是深入开展糖尿病区域性"疾控中心—医院—基层社区"一体化（5+1）综合管理试点项目。作为全省 6 个项目点之一，组织下蜀镇、白兔镇 2 个乡镇参与项目工作。共完成了 1 612 名居民的糖尿病高危人群筛查工作和 400 名 2 型糖尿病患者的入组招募，共筛查出糖尿病前期 715 人，患者 219 人；每年完成自我管理小组活动和问卷评估，开展健康讲座和主题咨询活动；联合上级医院开展上

级专科主任坐诊；创新开展"看图说话"健教活动，使患者对糖尿病的发生、发展、预防、治疗等有一个更形象直观的了解；利用信息系统有效地提升项目的管理水平；结合项目工作的开展，尝试探索并建成 3 个基层医疗机构糖尿病并发症筛查工作站并投入使用。二是有序推进糖尿病及其前期人群健康干预项目。承接"世界糖尿病基金会—糖尿病患者及其前期人群社区健康干预"创新试点项目。选择天王、边城两镇作为强化干预组，开发区作为一般干预组，开展 2∶1 的干预效果对照研究。将筛查出的糖尿病患者和前期人群进行入组。一般干预组人群进行入组体格检查、体能测试、年度（终末）评估大体检及问卷调查等干预和评估工作；强化干预组增加了入组时的个体化健康教育量表调查、12 次季度随访以及团队比拼、减重大赛、同伴教育等特色干预工作，采用对照方法评估干预工作的实施效果。共完成 1 299 人的糖尿病筛查，发现糖尿病前期人群 768 人、患者 104 人，共入组糖尿病前期人群 588 人、糖尿病患者 63 人，开展膳食、运动干预与慢病强化管理，并科学开展终末调查和干预效果评估。三是参与东南大学牵头承担的"国家重大科技计划——糖尿病的危险因素早期识别、早期诊断技术与切点研究项目"的现场工作。选择茅山、后白两镇作为干预组，茅山风景区作为对照组，开展筛查和对照干预研究。完成 2 587 人的筛查任务，发现糖尿病前期人群 1 547 人、糖尿病患者 463 人，对入组的 641 名患者和前期人群开展膳食、运动干预，慢病强化管理以及血糖检测。创新引入无创血糖监测设备，在进一步提升患者依从性的同时，提升了血糖监测的频率和干预效果。

（二）党建引领，纲举目张，推动项目落地

为了确保项目工作顺利开展，确保项目质量和时间进度，市疾控中心充分发挥党建引领作用，纲举目张，有效推动项目落地生根、取得实效。一是将项目工作与党组织建设相结合。在每项工作的节点上设立党员模范岗，做到工作中的难点、累点都有党员担当，充分发挥党组织的战斗堡垒作用和党员的先锋模范带头作用，由党员带领一项项攻克工作中的重点、难点。同时，节点上的党员同志发现工作中的不佳状况，及时向项目负责人反映，及时整改，保证项目序时进度正常推进。二是将项目工作与党史学习教育活动相结合。结合"学党史、悟思想、办实事"活动，由班子主要领导和分管领导结合中心工作和分管工作，把重点、选缺口、找主题，查找项目开展过程中遇到的困难和问题，以"一人一重点、领办解难题"活动为契机，通过实际走访干预对象、开展糖尿病患者集体座谈等形式，完成"开题""破题"工作，对生活困难的项目干预对象开展帮办活动，着力解决患者的困难事和烦心事。三是将项目工作与党员志愿者服务相结合。充分利用党员活动日、志愿服务活动等载体平台，发动中心全体党员同志参与到项目中来，组建"'疫'路先锋，'卫'民健康"党员志愿者服务团队，学习"亚夫精神"，发动各相关基层医疗机构党员干部和党员志愿者全方位投入项目的各项工作，包括疾病筛查、对象入组、干预管理、效果评估的每个环节，让"天使白"和"志愿红"在慢病防控的第一线共同闪耀、交相辉映。

三、成效

2015—2020年，句容市扎实推进国家慢性病综合防控示范区常态化管理工作，依托3个糖尿病创新试点项目有效提升城乡居民健康水平。项目实施期间共计筛查5 498人，发现糖尿病患者及前期人群3 816人，开展糖尿病患者及高危人群干预2 226人。通过各项干预和管理措施，干预人群的空腹血糖水平、糖化血红蛋白水平及其他相关血液指标显著下降，体重指数、腰围等健康相关的身体指标显著改善，健康知识知晓率、健康行为形成率和健康素养水平显著提升，干预对象中的糖尿病前期人群转归为健康人群的数量也不断增加。

通过糖尿病防控系列项目工作，进一步推进市疾控中心党建与业务工作深度融合，全体党员干部进一步锤炼党性、砥砺品格，做到知行合一，不断提升工作水平，中心党总支先后被江苏省卫生健康委员会、中共句容市委授予先进基层党组织，蝉联两届江苏省文明单位，防病党支部还先后获得镇江市级"五星"先进党支部、镇江市级党员示范岗等荣誉。多名党员同志获得"项目工作先进个人"称号，或受到省、市的表彰、嘉奖。

四、存在问题与不足

虽然我市在糖尿病创新试点项目工作中取得了一些进展，但也暴露出一些问题与不足，主要有以下几个方面：一是干预人群中期失访率较高，健康管理水平有待提高，主要是受人员流动性较大等客观条件限制；二是个体化健康教育质量不高，主要原因是活动周期较长，干预对象的自我健康管理意识有待提高；三是膳食与运动干预活动形式较为单一，干预对象参与积极性不高。

下一阶段，将从以下几个方面入手提升完善：一是进一步做实做细健康干预各项工作，结合实际，进一步做好膳食干预、减重干预和运动干预等集体活动，提升干预效果，并在干预形式上有所创新；二是进一步提升干预人群的依从性，减少失访，保证干预人群的稳定；三是进一步提升干预对象的个体化健康教育水平，邀请优秀师资开展个体化健康教育能力培训，提升干预团队的管理水平和干预对象的健康水平。

五、思考

党建引领践初心，以筛促防保健康。句容市疾控中心以特色项目为抓手，糖尿病筛查和早期干预工作惠及民生，全市城乡居民的健康水平稳步提升，糖尿病发病率得到有效控制，群众的获得感与满意度明显增强。总结项目工作，我们有以下思考。

（一）党建引领、领导重视

党建阵地是发挥党组织战斗堡垒作用和加强党员教育管理的必要条件。中心党总支在党建标准化基础上，通过党史学习教育活动进一步推动项目科学、规范、有序开展。党总支和各支部班子领导高度重视，带头抓、亲自抓，确保项目工作扎实推进、取得实效。

（二）以筛促防、健教先行

依托项目工作，充分利用筛查手段，尽早发现糖尿病患者和前期人群，并通过健康教育与健康促进，充分利用自我管理、健康讲座、义诊咨询等手段，降低糖尿病患病率、发病率和并发症发生率，提升干预对象的各项指标和健康水平。

（三）防治结合、专业支持

医防融合是控制和干预糖尿病的重要手段。充分利用二级医院、基层医疗机构、疾控机构的临床医生和公卫人员的专业技能，发挥医防融合的核心作用，依托创新试点项目，逐渐摸索出一套基层糖尿病防控的新模式，不断总结提炼并予以推广，在确保干预效果取得实效的同时，也全面提升了群众的获得感和满意度。

作者：刘　宇

单位：句容市疾病预防控制中心

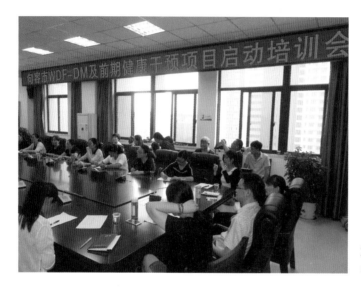

2016 年 6 月 12 日，启动培训会

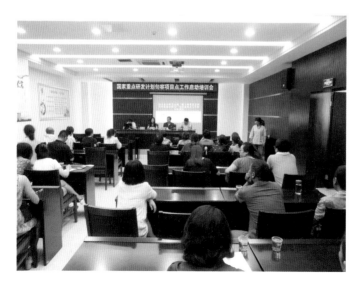

2017 年糖尿病及其前期人群筛查国家重点研究项目启动会

关口前移，构建慢性病高风险人群健康管理模式

一、背景

慢性病是严重威胁我国居民健康的一类疾病，已成为影响国家经济社会发展的重大公共卫生问题。慢性病的发生是生命周期危险因素逐渐积累的过程，从健康状态发展为高风险状态，进而转变为疾病。近年来，国家的一系列政策、规划和规范中均对慢性病高风险人群健康管理工作提出了明确要求。但是整体来看，还未形成统一工作标准、管理流程和评估方法等。因此，研究和探索慢性病高风险人群健康管理，控制危险因素水平，使高风险人群转归为正常人，对降低和延缓慢性病的发生具有十分重要的意义。

2014 年 12 月，习近平总书记在视察镇江丹徒区世业镇卫生院时指出："没有全民健康，就没有全面小康。"镇江作为"两轮医改"的试验田、"两康"理论的策源地、健康城市的试点市，健康工作理应在全省乃至全国始终位居前列。自 2017 年起，镇江市采用先试点后扩面的方式，积极探索建立有效的慢性病高风险人群健康管理模式，为推动由疾病治疗向健康管理转变提供宝贵的经验和基础依据。

二、主要做法

（一）注重顶层设计，明确项目推进思路

为贯彻落实党的十九大精神，推动实施健康中国战略，镇江市政府高度重视人民健康，2011 年以来，依托"健康镇江"行动，不断深化慢性病综合防控工作内涵。镇江市立足全人群和全生命周期两个着力点，坚持"预防为主，关口前移"的工作方针，针对主要健康危险因素，确定以慢性病高风险人群为优先对象，强化早期干预，维护人民健康。为此，市卫生行政部门提出三步走的工作思路，

即第一步，试点筛查，打下基础；第二步，以点扩面，全市开展；第三步，确定目标，有效干预。

（二）强化保障措施，确保项目推进力度

一是组织保障到位。镇江市卫生行政部门先后印发《丹徒区世业镇重点慢性病患者和高风险人群筛查工作实施方案》《2018 年镇江市重点慢性病患者和高风险人群筛查工作实施方案》及《2019 年镇江市慢性病高风险人群健康管理实施方案》，明确项目内容和要求，成立市级项目工作领导小组，协调解决项目推进过程中遇到的问题和困难。

二是经费保障到位。连续三年将慢性病高风险人群筛查工作纳入"健康镇江"年度项目任务书及各辖市、区年度卫生工作综合目标考核细则，累计安排专项经费 137.5 万元，并建立考核机制，考核结果与经费拨付挂钩。

三是技术保障到位。成立市、区两级技术指导组，负责项目培训和技术指导，项目单位指定专人负责问卷调查质量。指导组进行全程质量控制，在调查前、中、后期共抽取 5% 的问卷进行核查，发现问题及时纠正。市级技术指导组每周通过工作进度报表收集各地工作进展情况，掌握各地工作开展情况，同时利用信息管理后台对录入系统的问卷信息进行复核，发现有缺漏项与逻辑错误等问题及时反馈至筛查点，及时整改到位。

四是信息化支撑到位。为有效利用健康数据，我市依托镇江市居民健康档案信息系统，开发了慢性病高风险人群筛查模块，为筛查出的高风险人群建立专项档案。

（三）探索模式创新，确保项目推进效果

1. 高风险人群筛查

（1）试点筛查

2017 年，在丹徒区世业镇开展重点慢性病患者和高风险人群筛查试点工作，明确筛查对象为辖区内 18 岁以上常住居民（已确诊为高血压、糖尿病、恶性肿瘤、冠心病、脑卒中等慢性病的患者排除）。筛查内容分为问卷调查、身体测量、实验室检测三部分，包括调查筛查对象的基本信息、家族史和既往史、生活习惯、体力活动、慢性病高风险因素知晓情况、身高、体重、腰围、血压、空腹血糖和血脂。根据《慢性病高风险人群判定标准》，对筛查结果进行评估分类，确定血压水平、现在吸烟情况、空腹血糖水平、血清总胆固醇水平和腰围水平等五项危险因素为高风险因素。本次共筛查 2 480 人，筛查结果显示世业镇 18 岁以上成人中慢性病高风险人群所占比例为 52.12%，其中血压异常情况最明显，其次是腰围，中青年组具有 3 个及以上高风险指标的检出率最高。由此可见，慢性病高风险人群的防控形势不容乐观。

（2）扩面筛查

2018 年，镇江市出台《2018 年镇江市重点慢性病患者和高风险人群筛查工作实施方案》，在所有七个辖市、区开展筛查。按照方案要求，各辖市、区选择 1～2 个乡镇／街道，筛查人数不少于 5 000 人（其中规定 65 岁以上的筛查人数不超过筛查总人数的 15%），筛查对象、筛查内容和方法、高风险人群判定标准等均与试点筛查时相同。本次共筛查 30 243 人，筛查主要结果显示慢性病高风险人群者占 44.0%，其中总胆固醇升高者占比为 21.7%，其次为血压异常，人均食盐摄入量偏高、经常参加体育锻炼的人数占比较低。

2. 高风险人群健康管理

2019 年，镇江市出台《2019 年镇江市慢性病高风险人群健康管理实施方案》，在筛查出的高风险人群中招募对象进行健康干预，围绕膳食、运动、吸烟、饮酒等 4 种行为危险因素开展健康管理，同时进行血压、血糖、血脂的自我监测。截至目前，健康干预工作还在开展中。

（1）招募管理对象

遵循从发现到管理的思路，根据 2018 年慢性病高风险人群筛查结果，2019 年开始，在七个辖市、区，在 2018 年重点慢性病患者和高风险人群筛查项目中检出的慢性病高风险人群中招募管理对象。筛选标准为：男女比例为 1：1，65 岁以上人群占比≤ 15%，全市共招募 3 000 人。

（2）宣传动员

各地充分考虑到本次管理对象的特征，在前期宣传发动阶段深入基层社区、进村入户，通过横幅、海报、宣传折页、报纸、电子显示屏、广播、电视、网络、微信等手段，广泛、深入地宣传慢性病高风险人群健康管理的目的和意义，引导公众树立正确的健康观，提升管理对象的认知度和依从性，为工作的顺利开展营造良好的社会氛围和舆论环境。

（3）规范管理

①建立专项档案：项目单位与管理对象签订知情同意书，在居民档案系统中

建立慢性病高风险人群专项档案，纳入管理。

②开展健康管理：项目单位根据管理对象的高风险因素情况，制定个体化干预方案，免费提供健康咨询和健康干预等服务，并指导其进行自我健康管理。

（4）健康干预

采用公众群体性健康干预为主、个体化健康干预为辅的方式开展健康干预。群体性干预以健康促进为主，个体化干预以随访或自我监测为主。

①群体性干预

通过健康日宣传和（或）专题宣传活动，对干预对象开展现场健康宣传、义诊和健康知识讲座等多种形式的健康宣传教育。开发制作《慢性病高风险人群健康管理实用指导手册》，包括合理膳食、适当活动、戒烟限酒、保持心理平衡以及加强对血压、血糖、血脂的自主监测等。《手册》内容通俗易懂，便于管理对象理解和使用。干预的主要形式：一是建立微信群、QQ群，定期推送健康核心知识、个体化干预建议等信息，并在群里以互动交流的形式及时回复管理对象关心的健康问题。二是组建高风险人群自我管理小组，依托社区健康生活方式指导员，定期组织开展健康宣教活动，传授健康知识和技能。

②个体化干预

为干预对象建立专项档案，通过微信、QQ、电话、门诊等方式进行随访管理。随访的目的主要是收集管理对象的相关健康信息，包括生活方式现况（膳食、运动、吸烟、饮酒等）、身体测量指标及生化检测指标（腰围、体重、血压、空腹血糖、血清总胆固醇）等，在随访过程中结合管理对象现况和指标情况，提出相应的个体干预措施（生活方式、药物等）。每半年完成一次随访，并录入数据库。

（5）效果评估

管理对象纳入管理1年后，开展效果评估，评估内容包括健康知识知晓情况、生活方式和体育锻炼情况、身体测量（身高、体重、腰围、血压）和实验室检测（空腹血糖和血脂）等。根据年度最后一次随访结果评价其转归，具体分为：①转为正常人，此后每年随访一次；②高风险人群，继续按要求进行随访管理；③转为患者，建议其到上级医院进一步确诊（社区医生在随访管理过程中如发现管理对象血压、血糖、血脂异常应立即建议其转诊，并在2周内随访结果，如在上级医院确诊为患者，即转入患者管理）；④失访，描述失访原因，尽量补救。

三、成效

（一）创新建立慢性病高风险人群健康管理模式

通过慢性病高风险人群健康管理工作的开展，一是形成了卫生健康行政部门主导，疾控机构规划和指导，基层医疗卫生机构筛查和规范化管理，高风险人群干预对象自愿参与和全面配合的"筛查—管理"模式；二是创新了管理途径和形式，通过微信、QQ等新媒体及自我管理小组、门诊检测、健康宣传品开发等方式，实现了普通管理形式向创新性、针对性和自主性管理形式的转变，使管理对象既能享受到点对点、精准的健康知识和技能宣导，又能切身参与到自己的健康管理中，满足自身的健康需求。

（二）了解掌握全市慢性病高风险人群流行情况

通过慢性病高风险人群筛查工作，经过综合分析，得到全市慢性病高风险人群流行情况，并利用电台、电视台、报纸等媒体对社会大众进行公布。筛查结果显示：慢性病高风险人群者占44.0%，其中城市为50.1%、农村为38.0%，男性为53.1%、女性为37.1%，吸烟者占21.5%，血压异常者占18.9%，血糖异常者占10.3%，总胆固醇升高者占21.7%，中心型肥胖者占24.8%；人均每日食盐摄入量为9.6 g，城市为8.2 g，农村为10.9 g；经常参加体育锻炼的人数占比为14.8%。

（三）提高慢性病高风险人群依从性

通过慢性病高风险人群的健康管理工作，为慢性病高风险人群获取健康知识提供便捷的途径和良好的平台，使管理对象对自身存在的慢性病高风险因素有了清晰的认识，从而使管理对象在健康知识获取方面由被动接收转变为主动要求，在健康干预活动方面由不愿意、不主动配合转变为积极主动配合。管理对象的整体依从性有了很大的提高。

（四）初显慢性病高风险人群管理成效

通过慢性病高风险人群健康管理工作的开展，管理对象对健康知识的了解和掌握情况有了很大提升，健康行为方式和理念更加深入人心，慢性病高风险因素明显改善，进而获得了慢性病高风险人群转归为正常人的良好结局。评估结果显示：高风险人群健康管理率为97.4%，管理对象健康知识知晓率为81.7%，经常参加体育锻炼的人数占比为65.1%，高风险指标干预有效率为75.5%，转归为正常人的比例为 25.4%。

四、思考

通过构建慢性病高风险人群健康管理工作机制和模式，镇江市在慢性病高风险人群早发现和早管理方面取得了一定的成效，不仅有效地落实了"预防为主，关口前移"的方针，也探索出符合镇江市实际的慢性病高风险人群健康管理模式。

但在实际工作中也遇到一些问题和困难：一是政策支持有待加强。如果开展全人群筛查，需要政府层面出台政策强力推进，目前的筛查仅仅是卫生部门组织实施的一个项目工作，所能达到的覆盖面远远不够，存在较多的局限性。二是管理对象的依从性有待提高。由于管理对象都是尚无疾病的高风险人群，加之没有相关不适症状，容易忽视自身已存在的慢性病高风险因素等健康隐患，自认为不需要采取任何措施，结果导致管理对象对健康管理工作的主动性、依从性还不够。

针对现在存在的问题和困难，下一步需要把重点放在以下几个方面。

（一）争取政策支持

为贯彻落实党中央、国务院《"健康中国 2030"规划纲要》《健康中国行动（2019—2030 年）》提出的目标和任务，强调坚持政府主导，落实预防为主，倡导健康文明生活方式的要求，结合试点工作取得的成效，将慢性病高风险人群筛查和管理纳入《落实健康中国行动推进健康镇江建设实施方案（2020—2030）》和国家基本公共卫生服务项目，争取政策支持，实施慢性病早期发现和干预，从政策、经费、人力等方面予以保障，努力实现在政府层面上构建慢性病高风险人群健康管理体系和工作机制，形成政府积极主导、社会广泛动员、人人尽责尽力的良好局面，推动全民健康覆盖。

（二）加大健康宣传

大力开展健康宣传，充分利用新媒体的优势，多方位、广覆盖地传播健康知识和技能，提高群众健康意识。有侧重点地突出慢性病高风险因素、慢性病高风险人群标准和慢性病高风险人群的潜在危害，提升群众对慢性病高风险人群的认识度和依从性，使慢性病高风险人群积极配合参与健康管理。

（三）强化互联互通

推进综合医院和基层医疗机构信息系统的互联共通，积极探索综合医院体检信息向基层医疗机构推送的可能性，借助信息化手段实现综合医院体检时发现慢性病高风险人群、通过信息化平台下转到基层医疗机构并纳入健康管理的一体化服务。

作者：姜方平　王宏宇　徐　璐
单位：镇江市疾病预防控制中心

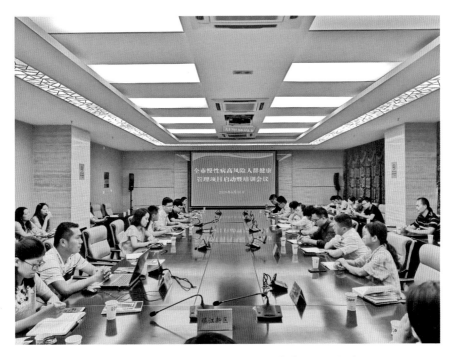

2019 年镇江市慢性病高风险人群健康管理项目启动

宣讲健康知识，讲好健康故事

近年来，围绕强化疾病预防、推进全民健康，泗阳县有计划、有组织地开展健康知识宣传教育，帮助群众回避或改变不良健康行为，消除或减轻影响健康的危险因素，持续提升居民健康知识素养水平，不断提升群众健康生活指数。

一、背景

民生为本，健康为根。健康是人类全面发展的基础，实现健康长寿是国家富强、民族振兴的重要标志，也是全体人民的共同愿望。党中央、国务院高度重视卫生与健康发展，习近平总书记深刻指出，要把人民健康放在优先发展的战略地位，以普及健康生活、优化健康服务、完善健康保障、建设健康环境、发展健康产业为重点，加快推进健康中国建设，努力全方位全周期保障人民健康。

但是，通过调查研究发现，我县居民健康存在以下问题：一是健康知识缺乏。因为工作、学习等原因，青壮年多不在村中居住，在农村居住的人群以老年人和儿童为主，文盲占比高，居民健康素养水平较低，缺乏健康知识。二是健康知识来源不可靠。社会上开展的一些健康教育活动，内容缺乏科学性，有的受商业利益影响，甚至传播错误信息。三是不良生活方式导致慢性病的现象日益凸显。随着经济社会的快速发展，人民群众的生活水平取得显著提高，生活方式也发生了明显变化，因饮食过量、饮食结构不合理以及工作节奏快、运动量减少等，心脑血管疾病、高血压、糖尿病等慢性非传染病呈高发态势，患病率和死亡率逐年提升。

针对这一情况，泗阳县坚持以人民健康为中心，把解决群众最关心、最直接、最突出的健康问题作为出发点和落脚点，通过开展"宣传健康知识，讲好健康故事"主题教育活动，聚力提升社会群众的健康综合素养，不断增强群众的获得感、幸福感。

二、具体做法

（一）制定一个实施方案

为确保活动顺利开展，2018年5月份下发了关于印发《<"助你健康 携手同行"健康大讲堂进基层实施方案>的通知》（泗卫发〔2018〕49号），确定了以"传播健康知识，讲好健康故事"为主题，以控制慢性病危险因素、建设健康支持性环境为重点，以健康促进和健康管理为手段，提升全民健康素养，降低高危人群发病风险，提高患者生存质量，减少可预防的慢性病的发病、死亡和残疾。成立由县卫计委党委书记、主任为组长，县卫计委党委委员、工会主席为副组长，卫计委疾控科、县疾控中心慢病科、县疾控中心健康教育科、各乡镇卫计服务中心主任为成员的领导小组，领导小组下设办公室，办公室设在委疾控科，由疾控科科长担任办公室主任。

（二）组建一支宣讲志愿者队伍

由县卫计委统筹，各乡镇卫计服务中心具体负责，从二级及以上医院、乡镇医院、乡镇卫计服务中心招募百名医卫专家志愿者，组成宣讲队伍，志愿者采取自愿报名、组织推荐、群众点认的方式产生，组成19个宣讲组。每个宣讲组，10个村以下的乡镇招募3～4名专家志愿者，11个村以上的乡镇招募5～7名专家志愿者。

（三）开展一次调研

宣讲前，由卫计委疾控科牵头，组建一支由10名医卫专家组成的志愿队伍，赴泗阳县李口镇10个行政村进行一次座谈走访调研，了解各行政村群众的健康知识的掌握程度和近三年来重大疾病的发病情况，确定各村疾病谱系。

（四）讲好一堂课

1. 从"知"上用力，充分灌输、启发教学。宣讲志愿者以《慢性病防治核心信息》《健康生活方式核心信息》、"三减三健"（减盐、控油、减糖、健康口腔、健康体重、健康骨骼）等核心知识为主要宣讲内容，将这些内容完整地向群众宣讲，同时善用启发式教学，引导群众参与课堂讨论，引起群众思想共鸣，形成同题共答的课堂效果。

2. 从"情"上用力，言传身教、以情动人。一是内容有针对性，群众更关心。选择各行政村排序前1～3位的疾病作为宣讲重点，结合2015—2017年全县死因监测和肿瘤监测数据，撰写有针对性的宣讲课件。二是故事贴近群众，群众感受深。利用群众身边发生的典型病例，向群众宣讲有关慢性病的成因，剖析群众不良的生活方式和不规范的用药行为带来的严重后果。三是语言生动活泼，群众易接受。授课老师用家乡话，以通俗易懂的语言，向群众普及健康防病知识，引导群众向健康生活方式转变。

3.从"行"上用力，坚定信念、争做自己健康的第一责任人。群众学习健康知识，树立健康信念，形成健康行为。宣讲志愿者课上不但向群众普及慢病健康知识，传播健康理念，同时介绍我县慢性病自我管理小组、健康自助检测点、高血压及糖尿病患者管理、高危人群管理等活动或项目，引导群众积极主动地参加我县健康活动或项目。另外宣讲志愿者还现场展示控油壶、控盐勺、腰围尺、弹力带等的使用方法和八段锦、太极拳等健身气功的练法。通过宣讲课堂使群众关心自身健康，积极参加健康活动或项目，日常生活中使用健康干预工具等，做到知信行合一，做自己健康的第一责任人。同时，每年组织进行高血压、糖尿病患者自我管理知识竞赛，评选优秀自我管理小组成员，开展八段锦、健步走、健骨操等比赛，引导人民群众树立正确的健康理念，形成健康行为方式和生活方式，预防和控制疾病发生。

（五）组织一次义诊

根据医联体合作方式，由二级及以上医院和乡镇医院组成义诊专家团，专家团成员均由具备高级职称和丰富临床经验的人员组成，现场为群众免费提供血压、血糖测量，提供疾病咨询、健康指导等服务，并发放健康宣传处方，给村民提供与医务人员面对面交流和咨询的机会。

（六）深化一次城区

2019年，在健康知识宣讲"村村行"活动的基础上，将健康教育活动重心向城区转移，进一步开展"助你健康，携手同行"健康管理网格化活动，在众兴镇13个社区划细划实划优214个居民网格，由城区医院、众兴镇社区卫生室和网格员共同组成网格队伍，开展"三减三健"宣传义诊进社区、进企业、进校园、进单位、进场所活动，协助慢性病患者自我管理，引导居民合理膳食、戒烟限酒，促进广大人民群众形成健康的行为和生活方式。

（七）营造好一个氛围

营造好一个氛围，吸引群众参与。委疾控科、疾控中心与县电视台、报社等新闻媒体加强配合，扩大宣传面；各卫计服务中心和镇村干部加强配合，加强宣讲会场的气氛渲染，采取多种措施引导群众积极参与，强化个人健康责任意识，提高群众的健康素养水平。

三、取得成效

（一）宣讲活动全覆盖，受益群众范围广

2018—2019 年的主题教育宣讲活动覆盖全县 250 个行政村，宣讲义诊活动达 300 场次，受教育群众达 10 万余人。通过有效整合专家资源，开展健康知识宣讲"村村行"活动、健康管理网格化活动，在保持针对性与高效率的前提下，采取"一堂讲座，多头参与"的形式，把合理膳食、疾病防治、健康保健等不同类型的健康知识讲授给同一受众群体，群众反映强烈，达到了预期效果。

（二）健康资源有整合，社会形象大提升

宣讲志愿者队伍来自各医疗卫生单位，包括二级及以上医院、县疾控中心、乡镇卫计中心、乡镇医院、村卫生室等。在委统筹下，发挥各单位、各专家自身优势，志愿者们共同参与撰写针对性强的健康宣讲课件，同时把宣讲课件报委疾控科进行审阅。活动结束后，疾控科选录优秀课件作为今后健康宣传经典课件。通过专家志愿者与广大群众面对面接触，宣讲健康知识，提供义诊服务，增强群众的获得感、认同感和满意度，大大提升了泗阳卫生系统的社会形象。

（三）健康素养有提高，疾病预防有成效

通过"宣传健康知识，讲好健康故事"主题教育活动，居民体会到健康的价值，"健康就是财富，健康就是增收减负"的观点得到普遍认同，文明健康的生活方式逐渐养成，居民的文明意识和健康素养有了质的提升，居民健康素养由 2017 年的 25.7% 提升至 2021 年的 30.22%，过早死亡率由 2017 年的 13.85% 降低到 2021 年的 10.75%，各项健康核心指标不断优化。

四、思考与探索

（一）形成健康教育品牌

目前各项工作的推动都是在卫生行政部门牵头、各医疗卫生单位参与、乡镇

政府积极支持的情况下开展的，如果能将活动打造成一个有影响力的健康教育品牌，有助于活动长期开展，并获得更大的社会影响力。

（二）拓展线上健康教育

线下活动存在受众面小的缺陷，如果能在泗阳当地电视台开辟一个健康活动专栏，有助于扩大活动受众面，提高受益群众人数。

（三）加大资源整合力度

健康活动可结合如高血压日、肿瘤宣传周等宣传活动，以及糖尿病高危人群筛查与干预、肿瘤筛查与干预、慢阻肺筛查与干预等项目开展，提高参与群众的健康获得感。

（四）做好活动后评估

不但要有活动前后调查，还要进一步做好活动资料收集、整理、分析，找出活动的优缺点，指导今后健康工作的开展。

作者：符地宝

单位：泗阳县疾病预防控制中心

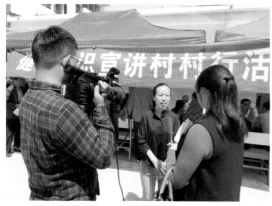

2018 年 8 月 15 日宿迁市泗阳县李口镇葛庄村讲课及义诊结束后，老百姓接受记者采访现场

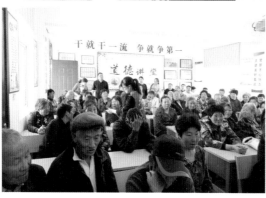

2018 年 8 月 15 日宿迁市泗阳县李口镇葛庄村讲课，泗阳医院专家与老百姓互动现场

后记
Afterword

为充分展示我省慢性病综合防控示范区建设成效，挖掘"特色亮点"，分享建设经验，江苏省疾病预防控制中心于2022年3-4月在全省开展慢性病综合防控示范区建设典型案例征集活动。各地积极踊跃投稿，期间共收到案例53篇。编委会从案例选题、案例内容、案例成效和可推广、可复制等方面综合考量，精选出28篇优秀案例（其中8篇已被国家慢病中心出版的案例集收录）。

本案例集，较全面地反映了我省慢性病防控工作方面的典型做法。所选案例，既有代表性，又具有启发性，凝聚着我省慢性病防控工作人员的心血和汗水。感谢各设区市、县（市、区）疾控和基层医疗卫生机构的同仁积极探索、总结慢性病防控实践经验，并总结提炼成案例，为各地在慢性病防控工作中提供了有益的参考与借鉴。

慢性病防控工作是一项长期而艰巨的任务，需要全社会的共同努力、与时俱进，不断探索新的防控策略和措施。本案例集希望通过案例分享，激发全社会关注慢性病的防控，推动我省的慢病防控工作取得更大的进步。

由于经验有限，本案例集仅涵盖部分领域的慢性病防控案例，也未就慢性病防控策略和措施展开深入的探讨。但我们相信，本案例集将为慢性病防控工作者提供一些工作启示和指引，有助于慢性病防控工作经验的推广。在全省首次出版慢性病综合防控实践案例集，就是我们推广慢性病防控工作经验的一次尝试。

最后，感谢所有为本案例集付出努力的作者和编委会成员，因为你们的辛勤工作和细致修订，本案例集得以精彩呈现。我们期待在"健康江苏"建设过程中，后期有更多的慢性病防控优秀案例脱颖而出。